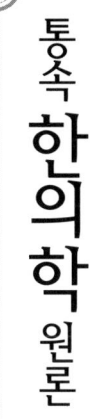

쉽고 재미있게 풀어쓴 **한의학**의 명저

조헌영 저 / 윤구병 주해

통속 한의학 원론

통속 한의학 원론

쉽고 재미있게 풀어쓴 한의학의 명저

조헌영 저 / 윤구병 주해

차례 통속 한의학 원론

머리말 · 15
이 책의 특징 · 18

일반론

동양 의학과 서양 의학의 임무 · · · · · · · · · · · · · · · · 23
　　종합 치료 의술과 국소 치료 의술 ● 자연 치료 의술과 인공 치료 의술
　　조직 의학과 현상 의학-정체 의학과 동체 의학 ● 치본 의학과 치표 의학 ● 방어 의술과 양생 의술
　　내과 의학과 외과 의학 ● 획일주의와 웅변주의 ● 귀족 의술과 평민 의술

동서 의학의 접근 · 35
　　미역국과 요오드 ● 어린애 오줌과 남성뇨 호르몬 ● 굴과 철분
　　향기와 살균 ● 상화(相火)와 아드레날린

공통성과 특수성 · 37

체질 · 영양분 · 소화 · 동화 · · · · · · · · · · · · · · · 39

생명 활동의 신비 · 40
　　편도선 수술에 대해서 ● 침에 대해서

한의학과 내분비 조절 · · · · · · · · · · · · · · · · · · 44

현대 의학도에게 바라는 점 · · · · · · · · · · · · · · · 45

한방 치료에 임하는 사람들의 폐단 · · · · · · · · · · 47

제 1 편 음양

음양의 개념 · 51
    음양의 생리학적 고찰 ● 음양과 심리 현상 ● 음양의 생물 · 물리 · 화학적 고찰

계절의 음양과 인체의 건강 · · · · · · · · · · · · · · 59

때에 따른 증세의 변화 · · · · · · · · · · · · · · · · · · 61

체질의 음양 · 63
    질병과 건강의 한계 ● 양장과 양증, 음장과 음증

증세의 음양 · 68
    안팎과 음양 ● 상하와 음양 ● 호흡과 음양 / 기혈과 음양
    명암과 음양 ● 변비의 음증과 양증 ● 정신병의 음증과 양증

장부의 음양 · 76

경락의 음양 · 81

맥동의 음양 · 83

약성의 음양 · 84

동작 · 형태 · 수의 음양 · · · · · · · · · · · · · · · · · 88

음양의 상대성 · 92

호르몬과 신경 · 94

음양이 조절되지 않는 까닭 · 98
　선천적 소질 ● 과로 ● 음식물 ● 바깥 기운 – 독(병균) ● 음양 허실과 보사

■
제 2편　장부학

장부의 기능 · 111
　장(臟) ● 부(腑)

장부 오행설의 학술적 근거 · · · · · · · · · · · · · · · · · · 125
　동서 철학에서 본 오장 ● 오행의 상생 상극과 장기의 억압 · 조장 관계
　물은 흙을 낳는다(火生土)–심과 비의 관계 ● 불은 쇠를 이긴다(火克金)–심과 폐의 관계
　흙은 쇠를 낳는다(土生金)–폐와 비의 관계 ● 흙은 물을 이긴다(土克水)–비와 신의 관계
　쇠는 물을 낳는다(金生水)–폐와 신의 관계 쇠는 나무를 이긴다(金克木)–폐와 간의 관계
　물은 나무를 낳는다(水生木)–신과 간의 관계 ● 나무는 불을 낳는다(木生火)–간과 심의 관계
　나무는 흙을 이긴다(木克土)–간과 비의 관계

■
제 3편　증후학

맛 · 139
　맛과 생리적 영향 ● 혀와 미각과 오장 ● 입안에서 느끼는 맛과 건강 상태 ● 맛과 그 맛을 주관하는 장기

색 · 148

　　색과 관련된 장기 ● 감정과 안색

감정 · 158

　　장의 허실과 감정의 양면성 ● 감정과 진단

조직 · 164

계절 · 166

기타 · 169

■ 제 4편 **경락학**

경락이란 무엇인가? · 179

경락의 부위와 소속된 장기 · 181

　　수태음 폐경 ● 수양명 대장경 ● 족양명 위경 ● 족태음 비경 ● 수소음 심경 ● 수태양 소장경
　　족태양 방광경 ● 족소음 신경 ● 수궐음 심포경 ● 수소양 삼초경 ● 족소양 담경 ● 족궐음 간경

경락 운행의 순서 · 188

경락의 음양과 근육의 굴신 · 189

경락과 감정 · 동작 · 촉감 · 190

질병의 반응이 두드러지는 곳 · · · · · · · · · · · · · · · · · · · 193

기경 팔맥 · 195
음유맥 ● 양유맥 ● 음교액 ● 양교액 ● 충맥 ● 임맥 ● 독맥 ● 대맥

기경과 정경의 연락 관계 · 200

경락과 증세 · 201

제 5편 **맥학**

맥이란 무엇인가? · 207

병의 진단과 맥 · 207

맥을 짚는 부위 · 210

맥의 원리 · 214
맥학의 씨줄과 날줄 ● 맥동의 다섯 가지 요인 ● 건강한 맥과 병맥

맥을 보고 진찰하는 법 · 217
맥진의 4단계 ● 진맥은 병 진찰의 일부분에 불과하다

제 6편 **약리학** 본초학 원리

약물의 선택 · 225
　경험적 방법 ● 실험적 방법 ● 한약의 선정 방법

《본초강목》비판 · 230

한약 연구의 방법 · 232
　분석 과학적 방법 ● 종합 관찰적 방법

약물의 분류 · 236
　화학적 분류법 ● 장기적 분류법 ● 임상적 분류법 ● 자연 과학적 분류법 ● 기미론적 분류법

기 · 미 · 색론 · 240
　기(氣) ● 맛(味) ● 색(色)

제 7편 **처방학**

일 반 론 · 251

진단과 치료 · 253
　증후에 따르는 처방 ● 병 이름과 치료 ● 풍 · 화 · 담 · 습(風火痰濕)의 새로운 해석

처방 · 276
　여러 증세의 치료약 ● 기존하는 논의들의 허실 ● 유명한 옛 처방의 처방학적 분석 / 처방의 실제

머 리 말

이 책은 조헌영(趙憲泳) 선생의 《통속 한의학 원론(通俗漢醫學原論)》
을 주해한 것이다.

주해자는 본디 한의학에 문외한이나 다름없다. 문외한이면서도 굳이 이
책을 주해하겠다고 주제넘게 나선 것은 이 책을 보고, 이것은 한의학에 대
한 개론적인 지식의 전달만을 위해서 쓰여진 책이 아니라는 것을 느꼈기 때
문이다. 이것은 원저자 조헌영 선생이 책 머리에 붙인 '서문', '본저(本著)
의 주안(主眼)'('이 책의 특징')만 보더라도 금방 드러나는데, 원저자는 이
책의 서문에서 다음과 같이 쓰고 있다.

> 내가 한의학에 관한 저서를 한다는 것은 나 자신도 생각지 못했던 일
> 이다. 30이 되어서 한의학 서(書)를 처음 펴 보게 된 것은 그때 우리의 처
> 지가 남달랐고, 대중 의료가 실로 비참한 상태에 있었으며, 이 대중 의료
> 에 관하여 가장 공헌이 많고 위대한 공효(功效)가 있는 한의학이 날로 쇠
> 퇴해 가는 것이 애석하고 우려되어 그 부흥에 미력을 보태려고 한 것이
> 며, 그 결과가 이 책으로 나타나게 되었다.

이 책은 1934년에 첫 출판이 되었지만 그 내용은 아직도 큰 가치를 지니
고 있다. 그것은 한편으로 생각하면 이 책이 그만큼 훌륭하다는 증거가 되
기도 하지만, 다른 한편으로 생각하면 우리의 의료 현실이 오늘날까지도 그
만큼 열악(劣惡)한 상태를 벗어나지 못하고 있다는 증거이기도 하다.

이 책의 저자가 절실히 소망했던 것은 의술의 대중화이다. 그렇기 때문에 서양 의학의 장점을 누구보다도 더 잘 알고 있었음에도 불구하고 동양 의학에 대한 집착에 가까운 애착을 끝까지 버리지 못했던 것이다. 이 책을 손에 드는 독자는 곧 그 이유를 알게 될 것이다.

오늘날 많은 의과 대학과 의료 시설이 생기고 의료 기구나 치료 방법도 비약적인 발전을 하고 있다는 사실을 모르는 사람은 없을 것이다. 그러나 그럼에도 불구하고 그 혜택이 대중 전체에게 돌아가기는 아직도 요원한 실정이다. 들판에서, 탄광에서, 공장에서, 이 땅의 많은 귀중한 생명이 열악한 노동 조건과 의료 환경 속에서 사고로 다치거나 병들어 죽어 가고 있다. 이러한 반생명적 사태의 궁극적 원인은 잘못된 의료 정책에 있다.

마을마다 병원을 세우고, 동네마다 현대 의학으로 무장한 전문의가 있어야 한다는 이야기가 아니다. 그럴 여유도 없고 그럴 필요도 없다. 문제는 적은 비용으로 누구나 손쉽게 치료할 수 있고, 치료받을 수 있는 민간 의학의 개발에 있다.

민간 의학은 사람이 살고 있는 곳이면 어디서나 거의 자생적으로 싹트고 자라 왔다. 질병의 위협은 어디에 사는 누구나 받는 보편적인 것이고, 그 위협에 대처하는 우리 개개인의 슬기가 민간 의학의 형태로 응결되어 왔기 때문이다. 이 자생적인 민간 의학을 보편적인 원리에 의해 의식적으로 집대성한 것이 동양 의학이다.

해방 이후에 우리가 의료 정책과 교육을 서양 의학 일변도로 실시해 온 어리석음을 피할 수만 있었다면 이 땅의 민간 의료 현실이 이토록 비참한 지경에 이르지는 않았을 것이다.

그러나 아직도 늦지 않았다. 오랜 세월에 걸쳐서 이 땅의 생명을 지켜 온 이 땅의 민간 의술인 동양 의학의 치료법도, 약초들도 아직은 뿌리가 흔들리지 않았기 때문이다.

이 책은 이제까지 버림받다시피 되어 온 동양 의학의 일반 원리와 치료법에 대한 일반 독자의 오해와 편견을 씻어주는 데 많은 도움을 줄 것이라고 확신한다.

주해는 원저자의 뜻을 다치지 않는 범위 안에서 상당히 많은 부분을 고치거나 재편성했다. 특히 경락학(經絡學)과 맥학(脈學) 부분에서는 독자들의 이해를 돕겠다는 욕심에서 원전에는 없는 도표를 그려 넣은 곳도 적지 않다. 주해자의 실수로 원전에 손상이 많이 가지 않을까 걱정스러웠지만, 현대 독자들을 위해서 불가피한 일이라는 생각이 들었기 때문이었다. 혹시 잘못된 부분을 일러주시면 다음에 고치기로 하겠다.

윤 구 병

이 책의 특징

한의학의 근본 원리를 이해하도록 애썼다.

한의학의 치료법은 병의 명칭에 따라 일정한 특효약이 없고 어떤 약이 특히 무슨 병에 잘 듣는다는 것도 없다. 병 이름은 같아도 체질과 증세에 따라서 약이 다르므로 하나하나의 약보다도 근본 원리를 알면 응용을 마음대로 할 수 있다. 무슨 병에 무슨 처방이 잘 듣느니 무슨 약을 쓰면 좋으니 하는 것은 서양 의학적 방법이고 이는 한의학과는 입장이 다르다. 종합적으로 관찰하는 입장에서 처음부터 끝까지 동양학적, 한의학적으로 관찰하고 설명한 점이 이 책의 특징이다.

설명 방법으로는 과학적인 태도를 취했다.

이제까지의 한의학은 내용에 미신과 전설이 뒤섞여 있고, 한자로 쓰인 데다가 어렵고 설명이 비현대적이어서 일반 사람이 이해하기 힘드는 점이 많으나 이 책은 설명을 논리적으로 하고 문장을 쉽게 가다듬었다.

상식적이고 취미삼아 공부할 수 있도록 설명을 쉽고 간단하게 했다.

예를 들 경우에는 모두 일상 생활에서 누구든지 경험할 수 있는 것만을 골랐다.

한의학 여러 학파의 학설을 비교하고 비판했다.

일반적으로 한의학이라면 다 같은 것으로 여기고 있는 듯하나 실은 한의학에도 저마다 다른 갈래가 있고 대립되는 학설이 있다. 그것을 모르고 한의학을 공부하면 힘만 들고 얻는 것은 적게 된다. 여러 갈래의 학설을 이론적으로 비판하고 그 성과를 모은 것이 이 책의 특징이다.

논리는 모두 실제 경험을 바탕으로 해서 세웠다.

앞사람의 이야기를 무비판적으로 답습하지 않고 실제에 비추어 봐서 확실한 것만 실었다.

한의학과 서양 의학을 비교하여 조화시켰다.

지금까지 한의학과 서양 의학 사이에는 아무런 연관도 조화도 없는 것으로 여겨져 왔다. 이론적인 입장이 서로 딴판이기 때문에 서로 대립적인 입장에 서 있었다고 볼 수 있다.

그러나 이것은 잘못된 인식이고, 한의와 양의는 저마다 특색이 있어서 공헌하는 방면과 부문이 다르기는 하나 다같이 인류의 생명을 지키려는 데에 목적이 있고, 연구 대상도 다같이 사람의 몸과 병과 약물이므로 거기에 당연히 합치점과 조화가 있을 것이 틀림없다. 이 책에서는 이에 대해서도 다루어질 것이다.

대중의 치료법을 개발하기에 공헌했다.

누구든지 상식적으로 쉽고 안전하고 치료 효과가 좋도록 한방 치료법을 이용하는 데에 뜻을 두었다.

일반론

동양 의학과 서양 의학의 임무

근래 한방 의학에 크게 관심을 갖는 것은 세계적인 경향이다. 그런데 한의학을 제대로 이해하고 평가하는 데에 무엇보다도 필요한 것은 서양 의학과 비교해서 그 장점과 단점을 살피는 일일 것이다.

현대 의학과 의술이 크게 발전하고 있다는 것은 심심찮게 보도되고 있으나 일반직으로 질병에 걸려 고통받는 사람들의 숫자가 줄지 않고 있다는 것 또한 사실이다. 소위 현대병이니 문명병이니 하는 결핵·당뇨·암·신경 쇠약·소화기 계통의 여러 질병이 늘고 있다는 것은 크게 우려할 일이다.

이런 질병들이 현대병이나 문명병으로 불리는 것은 현대에 들어 이런 질병들이 부쩍 늘었다는 것을 뜻한다. 다시 말하면 현대 의학이 이런 질병들을 치료하는 데에 성공하지 못하고 있다는 말이 된다.

물론 현대인의 복잡한 생활 조건이 이런 질병에 걸리기 쉽게 되어 있다고 할 수도 있다. 그러나 비행기가 발명되자 그것을 쏘아 떨어뜨리는 고사포가 만들어지고, 군함이 위세를 떨치게 되면서 잠수함이나 어뢰정(魚雷艇) 같은 것이 만들어진 것처럼 현대인의 과로를 현대 의학의 힘으로 쉽게 회복하게 해서 질병 상태에까지 이르지 않게 못하는 것은 뭐니뭐니해도 현대 의학으로 불리는 서양 의학의 약점이라고 하지 않을 수 없다. 미국 같은 데에서 약을 쓰지 않고 자연 치료에 의존하는 사람들이 늘고 있고 일본에서도 근래 각종 민간 요법이 개발되어 수를 헤아리기 힘들 정도라고 하는데 이것은 곧 현대 의술이 이런 쪽으로 눈을 돌리는 사람들에게 신임을 받지 못하고 있다는 좋은 증거가 된다.

그렇다고 해서 현대 의학을 헐뜯거나 공격할 의도는 없다. 혈청학(血淸學)의 발달에 힘입어 종두 같은 빼어난 예방 조치가 많으며, 세균학(細菌學)의 발달로 국가적 방역(防疫) 시설이 거의 완전하게 갖추어진 것은 오로지 현대 의학의 혜택이니, 이로 말미암아 무서운 질병의 참화에서 벗어난 사람이 얼마나 많은지 모른다.

우리는 현대 의학의 장점을 높이 사는 동시에 단점을 보충하지 않으면 안 되는데, 그 보충 방법이 동양 의학의 연구에 있다는 것이다. 동양 의학은 철학에 바탕을 두고, 서양 의학은 자연 과학에 바탕을 두고 있다.

따라서 방법이 다르고 역할이 갈려 동양 의학에서 뛰어난 점이 서양 의학에 모자라고 서양 의학이 잘 처리하는 것을 동양 의학은 잘못 처리하는 수가 있다. 서양 의학이 분석적인데 비해 동양 의학은 종합적이며, 서양 의학이 물질적 조직의 탐사에 치중한다면 동양 의학은 생체 현상의 관찰에 온 힘을 다 기울인다.

사람의 생명을 위협하는 밖으로부터 오는 침해를 막고 없애는 데는 서양 의술이 빼어나지만 내적인 생명력을 길러내서 건강을 증진하는 데는 동양 의술이 뛰어나다.

사람의 생명과 건강을 지키는 데 서양 의술과 동양 의술이 맡고 있는 임무를 사회의 안녕과 질서를 유지하기 위해서 법률과 도덕이 맡고 있는 임무에 견줄 수 있는데, 이 둘이 보완되지 않으면 질병의 문제는 근본적으로 해

결될 수 없다. 외과적 처치나 매독, 학질 등의 특효약을 보고 서양 의학을 만능이라고 믿으면서 한의학을 멸시하고 하잘 것 없이 여기는 것도 편견이며, 난치(難治)의 만성 질병이 한약을 써서 고쳐졌다고 해서 한의학을 무조건 옹호하고 서양 의학을 공격, 비난하는 것 또한 옳지 않다.

도덕은 근본적이고 법률은 응급적이듯이 동양 의학은 근본을 치료하는 의학이고 서양 의학은 두드러지는 증세를 치료하는 의학이다. 치안을 위해서 부득이한 경우에는 국가 권력으로 법률을 행사해야 하겠지만 대중의 생활에는 법률보다 도덕이 더 큰 영향력을 미치듯이 방역 시설, 예방 의학들을 위해서 당국에서 서양 의술을 택하는 것은 당연한 일이지만 실제로 대중 개개인의 건강을 위해서는 한의학적 조치가 더 큰 공헌을 할 수도 있다. 다음에 몇 가지 구체적인 사실을 들어 이야기해 보자.

종합 치료 의술과 국소 치료 의술

동양 의술은 종합적이요, 서양 의술은 국소적이다. 예를 들면 축농증(畜膿症)의 경우 서양 의술에서는 그 원인이 부비강(副鼻腔)에 화농균(化膿菌)이 번식해서 농즙(膿汁)이 생기는 데 있다고 해서 그 부분을 수술한다.

그런데 한의학에서는 그 원인을 코에서 찾지 않고 전체적으로 체질과 여러 가지 생리적인 변화를 관찰하고 종합하여 그 사람에게 축농증이 발생한 원인부터 규명한다. 치료 방법도 병난 곳에 직접 인공적인 처치를 하는 것이 아니라 전체적이고 자연적으로 생리적 변화를 조정하여 코의 질병 현상을 없애는 것이다.

축농증의 원인이 부비강에 화농균이 작용해서 생기는 것이라는 말이 틀리지는 않지만 한 걸음 더 나아가 생각하면 어떤 건강한 사람이라도 비강(鼻腔)과 부비강 안에 언제든지 화농균·폐렴균(肺炎菌)·디프테리아 균·인플루엔자 균이 살고 있는 것이 사실이고 그렇게 보면 축농증의 원인은 화농균에 있는 것이 아니다. 어떤 원인에 의해서 코 부분의 화농균이 번식하지 못하도록 억제하는 저항력이 감퇴된 데에 있다.

종합 치료와 국소 치료는 어느 것이 낫다 못하다 하는 것보다 질병의 종류에 따라서 앞의 것이 나을 때도 있고 뒤의 것이 나을 때도 있다. 뿐만 아니라 앞의 것이 아니면 안 될 때도 있고 뒤의 것이 아니면 안 될 때도 있는가 하면 둘을 다 겸하지 않으면 안 될 때도 있으므로 의술의 입장에서 볼 때는 둘 다 필요한 것이다.

[자연 치료 의술과 인공 치료 의술]

동양 의술은 자연 치료 의술이요, 서양 의술은 인공 치료 의술이라고 볼 수 있다. 엄격한 의미의 자연 치료는 의술이 될 수 없고 또 생체의 자연 치유력을 떠나서 순수한 인공 치료라는 것도 있을 수 없다.

다만 어느 쪽에 힘을 쏟느냐에 따라서 그렇게 구분하는 것이니, 동양 의술은 자연 치유력을 유도하고 조장하여 생체가 자체의 힘으로 질병을 제거하도록 하는 것이요, 서양 의술은 인공적으로 비상 수단을 써서 질병을 제거하려고 힘쓴다.

이것 역시 우열을 가릴 수 없고 질병에 따라서 인공적 치료 의술이 아니면 안 될 때도 많다. 대부분의 외과 질병이 그렇고, 의술에 버금가는 것으로 볼 수 있는 정형 외과나 안과의 난시용(亂視用) 안경 같은 것은 동양 의술로서는 힘드는 치료를 쉽사리 해 내는 서양 의술의 예로 볼 수 있다.

그렇다고 해서 무슨 병에든지 수술을 들먹이는 것은 부당한 일이다. 맹장염(盲腸炎)이나 중이염(中耳炎) 같은 것은 한방 요법에 의하면 수술에 의하지 않고도 약 한두 첩으로 낫는 예가 있다.

서양 의술을 신봉하는 사람 가운데 "사람의 질병은 자연히 낫도록 되어 있는데, 한약을 써서 나았다는 것은 수술을 하지 않고도 나을 수 있는 정도의 질병이기 때문이다." 라고 말하는 사람도 있는데, 이렇게 말하는 사람하고는 아무리 싸워 봐야 소용이 없다. 꼭 수술을 해야 할 정도의 병이라고 하더라도 한약으로 나은 뒤에는 다시 본래 상태로 되돌려 놓고 시험할 수도 없는 일이다. 또한 수술을 했기 때문에 안 죽을 사람이 죽었다고 하더라도 다시 원상으로 회복시켜 놓고 시험할 수도 없는 일이므로 이럴 때는 일반 환자의 공평한 판단을 기다릴 수밖에 없다.

열병에 얼음찜질하는 것을 예로 들어 보자. 얼음이 녹을 때는 많은 열을 흡수한다는 것은 누구나 다 아는 일이다. 체온이 42도 이상 올라가면 인체 기관이 활동을 정지하므로 인공적으로 머리 쪽과 심장 쪽에 찬 얼음을 대서 열을 흡수하는 것이다. 이 방법에 일리가 없는 것은 아니지만 다음과 같이 좋지 않은 점도 있다.

첫째, 기화열(氣化熱)이 용해열(溶解熱)보다 7배 이상의 열량을 요구한다는 것은 이미 물리학이 증명하는 바이다. 그러면 얼음으로써 열을 흡수시키는 것보다 땀으로써 열을 흡수하는 것이 현명하다.

둘째, 인체의 해열을 위해서는 최선의 방법이 땀을 내는 것인데 얼음찜질은 도리어 땀나는 것을 방해한다.

셋째, 전체는 뜨거운데 일부분만 차게 하는 것은 결코 좋은 일이 아니다. 유리나 도자기 같은 것은 부분에 따라 온도 차가 심하면 곧 깨지지 않는가?

이 밖에도 한의학적으로 비판한다면 여러 가지 불리한 점이 있으니 이런 때는 당연히 자연 치료 의술을 택하는 것이 옳은 태도다.

그리고 주사는 인공적이요, 약을 복용하는 것은 자연적이다. 가령 당뇨병(糖尿病)에 췌장(膵臟) 호르몬 주사를 한다고 치자. 공기 이외의 물질은 모두 소화기를 통해서 체내에 흡수되는 것이 자연스러운데 직접 혈관으로 어떤 물질을 주입하는 것은 부자연스럽다. 그러나 서양 의학에서 호르몬 약품은 주사하지 않을 수 없으니, 만일에 이것을 소화기에 통과시키면 호르몬 자체의 성질이 변할 우려가 있기 때문이다.

그런데 자연 치료 의학에서는 췌장의 호르몬을 다른 동물에서 빌려 오지 않고 그 자신의 췌장 내분비 작용을 조장한다. '흙은 물을 이긴다(土克水)'라는 것은 곧 췌장과 신장(腎臟)의 대립 관계를 말함이니 동양에서는 이 내분비 관계를 벌써 수천 년 전에 알고 있었다.

당뇨병의 한방 요법을 현대적으로 설명한다면, 한약을 소화기로 흡수시켜서 췌장의 내분비 중추에 대해 일종의 외(外) 호르몬 작용을 해서 췌장의 내분비 기능을 회복시키고 전체적으로 당분의 동화 작용을 회복시키는 치료 방법을 취한다.

더욱이 불면증에 마취제를 쓰는 것은 현대 서양 의학의 자기 기만 외에 아무 의미도 없는 것이다.

[조직 의학과 현상 의학 – 정체 의학과 동체 의학]

서양 의학은 조직(組織) 의학이요, 동양 의학은 현상(現象) 의학이다. 서양 의학은 정체(靜體) 의학이요, 동양 의학은 동체(動體) 의학이다. 서양 의학은 해부학(解剖學)을 토대로 하고 동양 의학은 징후학(徵候學)을 기초로 한다. 서양 의학은 질병의 원인을 생체 조직 내의 이상에서 찾으려고 하고 동양 의학은 생리 현상의 부조화에서 밝히려고 한다.

이 점 역시 역할이 다르다고 말할 수 있을 뿐 어느 것이 더 낫고 어느 것이 더 못하다고 말할 성질의 것은 못된다. 다만 현상 의학, 동체 의학에 의지하는 편이 더 나은 질병을 몇 가지 든다면 첫째로 정신병을 들 수 있다. 정신병은 생리적 변조(變調)의 미묘한 반응 현상인데 이것을 뇌수의 조직 내에서 그 병의 원인을 찾으려고 하면 불가능한 일을 하는 셈이 된다.

정신병은 현상 의학의 입장에서 관찰을 정확히 하여 치료해야 하는데 한국에서 이제까지 시행되어 온 정신병의 한방 치료 방법은 증세의 관찰에 소홀하고 획일주의로 나가는 오류를 범했기 때문에 신통한 효과를 얻지 못했다.

정신병 증세의 관찰은 ① 감정 표현의 종류 ② 환상, 망상의 종류 ③ 행동 ④ 맥의 상태 ⑤ 안색 ⑥ 발병한 계절 ⑦ 병세가 더해지고 덜해지는 시각 ⑧ 평소에 즐기던 음식물 ⑨ 경로상의 감각 이상 부위 등에 의해서 발병의 원인을 규명한다.

정체 의학의 결점을 하나 들자면 폐병에 칼슘 주사를 하는 일이다. 해부학의 보고에 따르면 인체 내에 결핵균을 정복한 흔적을 가진 사람이 80% 이상이라고 하며, 그 부분이 결핵균을 칼슘으로 에워싸고 있다고 해서 결핵 환자에게 칼슘 주사를 하는 것이다. 이것을 한의학적으로 관찰할 때는 크게 맞지 않는 일이다.

첫째, 칼슘이 필요하더라도 칼슘을 함유하고 있는 음식물을 소화기를 통해서 섭취하고 다른 기관을 통해서 자연스럽게 동화해야지 광물성 칼슘을 직접 혈관에 주입한다는 것은 아무래도 이로울 것 같지 않다.

둘째, 결핵균은 양성균(陽性菌)이니 임질균(淋疾菌) 같은 것과는 반대로 체온이 높을 때 활발해지는 균이다. 그 이유는 폐결핵은 여름철에 악화되고 오후에 악화되고 청년기에 위험하고 흥분될 때에 악화된다는 점으로 보아 분명하다.

그런데 칼슘 주사에 의해 체온이 높아지는 것은 체온계만 보아도 알 수 있으며, 이렇게 볼 때에 도리어 병에 해롭다고 할 수 있다.

[치본 의학과 치표 의학]

동양 의학은 근본을 다스리는 의학(치본[治本] 의학)이요, 서양 의학은 두드러진 곳을 다스리는 의학(치표[治標] 의학)이다. 근본 치료에는 동양 의학이 능하고 응급 처치에는 서양 의학이 능하다.

위산(胃酸) 과다증을 한 예로 들면, 이미 분비된 다량의 위산을 중조 같은 것으로 중화시켜서 그 산으로 하여금 위벽을 해치는 등의 염려가 없게 방지하는 데는 서양 의학이 훌륭하나 근본적으로 지나친 양의 위산이 분비되지 않도록 생리적 변조를 조정하는 데는 동양 의학이 아니면 안된다.

위산 과다증의 원인을 한의학에서는 간경락(肝經絡) 계통의 산성 소화액이 비경락(脾經絡 – 췌장도 포함된다) 계통의 염기성 소화액을 이긴다고 해서 한약의 외(外) 호르몬 작용에 의해 소화액의 분비에 넘치거나 모자람이 없도록 조정한다.

이 밖에 각종 만성 질병이 모두 그러하니, 여기에는 근본을 다스리는 의학이 우수한 지위를 차지하는 것이다.

방어 의술과 양생 의술

서양 의술은 방어 의술이요, 동양 의술은 양생(養生) 의술이다. 살균·소독·혈청 주사 등에 의해 밖으로부터 침범하는 병균들을 인공적으로 방지하는 데는 동양 의술이 서양 의술을 따를 수 없으며, 내적인 생명력을 기르고 생리적인 조절을 균형 있게 하여 질병에 대한 저항력을 강화하는 데는 서양 의술이 동양 의술을 따를 수 없다.

이런 점에 비추어 볼 때에 동양 의학과 서양 의학은 결코 대립할 것이 아니요, 양자가 상호 협력하여 의료에 최선을 다하지 않으면 안된다.

내과 의학과 외과 의학

동양 의학은 내과 의학이요, 서양 의학은 외과 의학이다. 한방에서는 외과 질병도 내복약으로 치료하려고 하며 현대 의학에서는 내과 질병도 외과적 수술에 의해 치료하려고 한다.

외과 질병도 그 원인이 내부에 있을 때는 내과적 치료가 아니면 안될 때가 많으며, 내과 질병도 시기가 늦어져서 외과적 처치가 아니면 안될 때가 있다.

그러므로 동서 의학이 잘 조화된다면 외과적 처치로 속히 나을 외과 질병을 내복약으로 질질 끄는 폐단도 없을 것이요, 내복약으로 간단히 나을 내과 질병을 키워서 외과 수술을 받음으로써 여러 가지 큰 희생을 치르는 손실도 면할 수 있을 것이다.

[획일주의와 응변주의]

서양 의학은 획일주의에 기초를 두고 동양 의학은 응변(應變)주의를 택한다. 서양 의학도 물론 개인의 특성을 무시하는 것은 아니나, 병리학이란 독립된 부문을 정하여 질병을 관찰할 때 항상 어떤 보편 타당한 병리적 법칙의 틀 안에 집어넣으려고 하며, 치료에 있어서도 보편 타당한 방법을 택하려고 하는 것이 사실이다. 물론 이것이 가능하다면 의술의 운용상 크게 다행한 일이라고 하겠지만 실제로는 아주 곤란하다.

가령 감기를 예로 들면 같은 감기라고 해도 땀이 나는지 안 나는지, 가래가 끓는지 그렇지 않은지, 기침이 나는지 안 나는지, 코가 막히는지 건조한지, 아니면 콧물이 나는지, 또 식욕이 있는지 없는지, 소화가 잘되는지 안되는지, 변비나 설사 · 오한이 있는지 없는지 등의 증세에 따라 저마다 다르다. 이것을 일률적인 처방으로 치료하려고 하면 효과가 없다. 감기뿐만이아니라 폐병이나 신경 쇠약도 마찬가지로 그 증세가 사람마다 다를 뿐만 아니라 치료법도 일정하지 않다.

각기(脚氣)의 예를 들면, 현대 의학에서는 각기의 원인을 비타민 B의 결핍이라고 한다. 동물에게 비타민 B를 뺀 음식을 주면 각기 증세가 나타나며 각기 환자의 체내에 비타민 B가 결핍되어 있다는 것은 사실이다. 그래서 각기 치료에 비타민 B를 많이 섭취시키는 것이 현대 의술이 취하는 방법이다. 그러나 비타민 B를 아무리 복용하고 주사해도 도무지 낫지 않는 때가 많다. 이것은 확실히 획일주의의 약점이다.

한의학적으로 볼 때는 각기와 비타민 B의 결핍이 뗄 수 없는 관계에 있다고 하더라도 각기 환자가 섭취하는 음식물에 비타민 B가 부족한 것이 아니요(그런 때도 전혀 없지는 않겠지만) 비타민 B를 동화하는 기능이 쇠퇴한 것이 원인이 될 것이다. 비타민 B를 동화하는 기능이 쇠퇴한 원인은 그 사람의 체질과 주위의 온도, 습기 등 기후의 변조에 있다. 각기는 습기 많은 계절에 많이 발생되며 습기가 많은 곳에서 생활하는 사람에게 각기가 심하다는 것은 기후와 각기증과의 관계를 말한다.

한 가정에서 같은 음식을 먹고 같이 생활해도 어떤 사람은 각기에 걸리는데 다른 사람은 걸리지 않는다는 것은 체질 때문이다. 그러므로 한의학에서는 각기라는 병명으로 치료 방법을 한 가지로만 정하지는 않는다.

무슨 병이든지 한 가지 치료법만 고집하는 서양 의학의 견지에서 보면 동양 의학의 치료법은 매우 막연한 감이 있고 늘 부족하게 여겨지며 그것이 가능할까 하는 의심이 드는 것도 무리는 아닐 것이나, 막연한 가운데 법칙이 있는 것이 동양 의학의 특징이다. 이는 의학에서 뿐만 아니라 모든 측면에서 그렇다.

인도의 시인 타고르는 동양 문화는 큰 숲과 같고 서양 문화는 벽돌집과 같다고 한 적이 있는데 이것은 아주 적절한 표현이다. 벽돌집은 아무리 크더라도 벽돌의 개수까지 능히 계산할 수 있다. 그러나 큰 숲을 대할 때는 실로 광막하기 짝이 없어서 그 안에 어떤 종류의 식물이 몇 그루나 있는지 알 수 없거니와 나무 모양도 모두 다르다. 그러나 그 복잡한 차별상 속에서도 우리는 자연계의 일정한 법칙을 발견할 수 있으니, 습지에 번식하는 식물은 습기가 있는 곳에 있고, 음지 식물은 음지로 가고 양지 식물은 양지로 가고, 가지 하나 잎 한쪽이 법칙에 벗어나는 일이 없다. 요령부득인 것 같은데 요령이 있고 광막한 가운데 묘한 이치가 있다. 한의학은 보편 타당한 획일적인 법칙의 존재를 부인하는 가운데 보편 타당한 법칙에 따라 치료의 방법을 개발해 낸 것이다.

귀족 의술과 평민 의술

　서양 의술은 여러 가지 조건 때문에 의사에게 독점되지 않을 수 없고, 또 거액의 의료비를 받지 않을 수 없으니 현대 의술은 돈이 많이 들어서 가난한 사람에게는 널리 혜택을 미치기 어려운 의술이나, 동양 의술은 가정에서 누구나 시행할 수 있기 때문에 극히 서민적이다. 그래서 영리를 목적으로 할 때는 서양 의술이 제격이고 많은 사람들을 구하는 의술로는 동양 의술이 훨씬 더 적당하다. 그 이유는 치료 방법의 차이에 있다.

　서양 의술의 치료 방법은 인공적이어서 눈앞에서 그 노력의 양과 정도가 추정되며 또 의사가 없거나 시설이 없으면 시행할 수 없는 방법이기 때문에 많은 보수를 요구할 권리도 느끼고 병자도 감사하는 마음이 생기며 그 대가를 치를 의무도 느끼게 되지만, 한의술의 치료는 자연적이기 때문에 의료 효과의 정도가 극히 애매해서 병자가 많은 보수를 치를 가치를 느끼지 못한다.

　뿐만 아니라 한방 요법은 지극히 간단해서 돈벌 욕심이 있는 사람에게는 적합한 치료 방법이 될 리가 없다. 그래서 물욕과 권위욕에 사로잡힌 사람들은 간단한 것을 감추고 일부러 어려운 것처럼 가장하는 일이 많았는데, 바로 이 때문에 재래의 한의학에 미신과 전설과 비법 등 불순물이 많이 섞이게 된 것이다.

　한의학의 당치 않은 비밀주의는 모두 이런 사람들 때문에 생긴 좋지 않은 습성이다. 의술 그 자체를 신비화하기 위해서 치료법은 비밀에 부치고 신이 들렸느니, 천일 기도를 했느니, 비방을 얻었느니, 어느 용한 의원의 비법을 전해 받았느니 하여 누구든지 배우면 쉽게 고칠 수 있는 치료법에다가 허무 맹랑한 미신과 전설을 붙여서 그것을 어려운 것으로 꾸며 기술을 높이고 병자를 많이 끌어서 돈을 모으려고 한 의도에서 나온 것이다.

물론 이것이 한의학에 대한 지나친 악의에서 나온 해석이 될지는 모르나 그런 측면이 없는 것은 아니다.

이 한의학의 미신과 전설의 옷을 벗기고 그 원리를 대중에게 알려서 대중을 구제하는 진정한 인술이 되게 할 시기가 왔다. 이 점을 이해하지 못하고 쓸데없이 한의학이 서양 의학과 같이 물질적 영화를 가져다 주지 못하고 세도를 피우지 못하게 한다 하여 한탄할 필요가 없다.

한의학의 장점은 대중을 위하고 숨어서 덕을 베푸는 데 있다.

동서 의학의 접근

이제까지 일소에 붙이던 한약의 약성(약물적 효용)이 요즘 들어 과학적 실험에 의해서 증명되는 일이 많아졌다. 다음에 몇 가지 예를 들어 보기로 하자.

미역국과 요오드

한국에서는 아기를 낳은 여자에게 될 수 있는 대로 미역국을 많이 끓여 먹인다. 본초학(本草學)적으로 설명한다면 미역은 단맛과 담백한 맛과 조금

신맛을 가졌고 색은 검정과 파랑과 노랑을 띠어서 맛으로나 색깔로나 족삼음(足三陰) 곧 신경(腎經)·간경(肝經)·비경(脾經)을 배양하고 조정하는 약이다.

아무튼 실제로 좋은 것만은 부인할 수 없는데, 현대 의학상으로는 바닷말은 대개 요오드를 함유하고 있으며 특히 미역에 다량의 요오드가 들어 있다고 한다. 그런데 요오드는 다음과 같은 작용을 하여 아기를 낳은 여자에게 가장 적당한 음식물이 될 수 있다.

첫째, 신진대사를 활발하게 한다.

둘째, 병적인 세포 및 세균을 파괴하고 죽인다.

셋째, 체내에 있는 독소를 중화하거나 몸 밖으로 배출시킨다.

[어린애 오줌과 남성뇨 호르몬]

한의학에서 어린애의 오줌을 약으로 취급하는 것은 이제까지 웃음거리로 여겨져 왔으나 최근에 와서 남성뇨(男性尿) 호르몬제인 유로키나제가 대량으로 생산되고 있는 형편이다.

[굴과 철분]

굴은 어느 음식물보다 철분을 많이 함유하고 있는데, 철분은 적혈구를 생성하는 데 없어서는 안된다고 한다.

《본초(本草)》에 굴은 혈기를 돕고 안색을 곱게 한다는 것이 입증되었다.

[향기와 살균]

한약에 탁리약(托裏藥, 외과 질병에 쓰는 내복약)은 거의 전부가 향기가 있는데, 현대 약리학에 따르면 향기를 품은 것은 살균하는 힘이 있다는 것이 실험에 의해서 입증되고 있다.

[상화와 아드레날린]

한의학상 상화(相火)는 '신중지화(腎中之火)'를 의미하는 것인데 상화가 군화(君火)를 동하게 한다고 한다. 군화는 심장이나 심장의 활동에 의해 체온이 유지되고 증감되기 때문에 화(火)라고 한 것이다. 부신(副腎)에서 아드레날린이 분비되면 그것이 심장의 박동을 크게 하는 것이니 이것이 곧 '상화동군화(相火動君火)'로 볼 수 있다.

이 밖에도 많이 있으니 기회 있는 대로 소개하겠다.

공통성과 특수성

미국인의 체구가 한국인의 체구에 비해서 큰 것은 사실이다. 그러나 미국인 어느 개인을 한국인 어느 개인에 비할 때 항상 미국인의 체구가 더 큰 것으로 생각하면 크게 잘못이다. 생물이라는 점에서 생각할 때는 아메바나 인간이나 공통되고 일관된 법칙에 지배받으나 그 이상 더 나아가서 인간과 아메바가 완전히 같은 것이라고 주장하면 말이 안된다.

사람도 인종의 차이와 연령의 차이, 남녀를 막론하고 인류라고 하는 공통된 테두리에 속하지만 그렇다고 해서 각각의 개인이 모두 같은 체격, 같은 성격을 가지고 같은 음식물을 좋아하며 같은 약을 써서 병이 나을 수 있느냐 하면 그렇지는 않다. 혈액형이라고 해서 A형, B형, O형, AB형 등의 구별이 있어서 같은 사람의 체액은 침이나 눈물까지도 같은 반응을 보이는데 A형에게서 B형 체액은 도저히 구할 수가 없다. 또 같은 A형의 사람이라고 하더라도 그 중에 또 차이가 있기 마련이다.

인류가 이 지구에 나타난 이후로 한 사람도 똑 같은 사람이 없으며 엄밀하게 동일한 체질을 가진 사람이란 존재하지 않는다. 이렇게 복잡한 체질의 차별상을 빚어내는 것은 오직 자연계의 오묘한 현상이라고 하는 것밖에 달리 설명할 방법이 없으나 구태여 말한다면 선천적으로 부모에게서 유전된 소질에 후천적으로 기후·풍토의 차이, 토지·계급에 따르는 음식물의 차이, 감정상 자극의 차이 등 환경으로 인한 변질이 함께 작용하여 천차 만별의 체질이 형성되는 것이다.

이 체질에 따라서 소화기 병에 잘 걸리는 사람도 있고 호흡기 병에 약한 사람도 있으며 같은 소화기 병이라고 해도 양의 증세를 나타내는 형, 음의 증세를 나타내는 형이 있고 호흡기 병도 음양에 따라 구분된다. 이런 것은 개인차라고 해서 질병 치료나 영양 섭취에 대단히 중요한 역할을 한다. 병 이름은 같아도 갑에게 효과 있는 약이 을에게는 효과가 없는 것은 이 개인 차에 연유하는 것이다. 이것은 지극히 당연한 일이건만 대개의 병자들이 이것을 모르고 과장된 광고에 끌려서 함부로 이 약도 사 먹고 저 약도 사 먹는 동안에 귀중한 생명력이 점점 고갈되는 예가 얼마든지 있다.

이 체질과 개인차를 명확히 구분하는 것이 동양 의학의 특징이다. 체질과 병 증세의 차별상이 각 방면의 생활 현상에 나타나므로 이것을 세밀히 관찰하여 그 개인차를 바탕으로 한 치료법과 건강 유지법을 정하는 것이다.

그러므로 동양 의학은 증후학이 전부를 차지한다고 해도 지나친 말이 아니다. 체질과 증세의 차이는 어떤 음식을 즐기는가, 얼굴빛이 어떤가에 나타나고, 감정, 맥박의 움직임, 신체 표면의 감각 변화(경락), 체격, 밤낮의 시각, 기후의 춥고 더움, 습하고 건조함에 따라 나타난다. 그 밖에 세밀히 관찰하면 한이 없는 다른 증후로 나타난다. 이와 같이 하여 그 체질이 규명되어야만 각자의 체질에 적합한 치료 및 건강 유지법을 시행할 수 있다.

체질·영양분·소화·동화

영양학은 인체가 건강하게 유지되려면 이러이러한 물질이 필요하다는 것을 제시해 준다. 그래서 현대인 가운데 다소 넉넉한 생활을 하는 사람은 이것을 기계적으로 받아들여서 영양 부족보다는 영양 과다로 병이 드는 일이 많다. 그러나 인간의 생활은 하나에 둘을 보태면 셋이 되는 식으로 수학적 공식으로 간단히 규정하기는 어렵다. 사람은 단지나 동이와 같은 그릇이 아니요, 소화 작용이라는 것을 하는 살아 있는 생명체이기 때문이다.

난로에서 예를 들자면, 공기의 유통이 잘 안되어 연소가 불완전할 때는 아무리 석탄을 많이 집어넣어도 태반은 연기가 되고 만다. 이와 마찬가지로 인체의 소화력이 약한데 지나치게 많은 영양분을 집어넣는 것은 도리어 소화기만 망치는 결과를 낳는다.

영양분도 역시 개인의 체질을 떠나서 생각할 수 없다. 각자의 체질에 따라서 요구하는 영양분의 종류와 양이 다르며, 그 양분이 소화 흡수되고 다시 그것이 동화되어야 비로소 영양의 효과를 나타내는 것이다. 가령 간유에 영양 가치가 많다고 하더라도 그것을 먹어서 소화가 안되고 도리어 욕지기가 나고 설사하는 사람에게는 아무런 영양분이 되지 못한다. 앞에서 말한 각기와 비타민 B의 관계가 '동화'를 잘 가리키고 있다.

생명 활동의 신비

인체처럼 정교한 기계는 자연계에서도 다시 없다. 먹을 것을 보면 침이 나오고 위액이 분비되며 차차 다른 소화기가 활동할 준비를 하는 것 같은 현상은 말할 것도 없고, 구역질은 해로운 음식이나 지나치게 섭취된 음식물을 거부하는 것이요, 설사는 해로운 장(腸) 내용물이나 지나치게 흡수된 수분을 빨리 몸 밖으로 배설하는 것이다.

일정한 음식물을 오래 먹으면 '물린다'고 해서 처음에 아무리 맛있던 것이라도 점차로 싫어지는 것은 다른 영양분을 요구하는 것이요, 즐기는 음식이 똑같지 않은 것은 저마다 자기 몸에 필요한 음식을 요구하는 까닭이다.

젊을 때 얼굴에 화색이 돌고 웃음이 많은 것은 이성을 불러들여 생식 작용을 영위하려는 것이며, 아이밴 여자가 얼굴에 기미가 끼고 보기가 추해지며 잘 울고 성내고 해서 성깔이 사나워지는 것은 이성의 접근을 방지하고 뱃속의 아기를 보호하려는 것이다.

성장 발육기에는 흉선(胸腺)이 생식 작용을 억제하여 모든 에너지를 발육 방면에 집중시키다가 성장이 그치면 흉선은 퇴화하고 갑상선의 기능이 왕성해지며 생식선 분비가 충분해진다.

질병이 있을 때는 갑자기 열이 올라서 몸 안에 있는 병의 원인을 제거하는 것이니 '고열 요법(高熱療法)'이라는 것은 훌륭한 자연 요법이다. 학질을 앓을 때 열이 높아져서 임질이 감쪽같이 낫는다든지 기타 다른 열병에 의해서 진행성 마비가 풀리는 등이 좋은 예이다. 노인이 학질에 걸리면 장수할 징조라든가 천연두·장티푸스를 앓고 난 사람이 나중에 살결이 윤택해지는 일이 많다는 말은 이러한 자연 요법의 예를 제시하는 섯이다.

간지럼은 밖으로부터 오는 침해를 민감하게 느껴서 몸을 피하든지 하여 방어하는 조치를 신속하게 하려는 것이요, 가려움증은 피부의 치료 자극을 요구하는 것이다. 또한 신체 표면에 감각 과민대가 나타나는 것은 외부의 보통 자극을 치료에 필요한 자극으로 바꾸려는 것이다.

화나면 얼굴빛이 청색으로 바뀌어 상대방의 활동성을 억누르고 가라앉히며, 공포를 느끼면 시체와 같은 색으로 얼굴빛이 바뀌어 상대방으로 하여금 손을 댈 생각이 없어지게 하는 효과를 낸다.

이처럼 우리가 질병의 증세라고 싫어하는 것 가운데 어느 한 가지도 생명의 옹호를 위한 치유의 노력이 아닌 것이 없다. 여기에서 한두 가지 문제를 검토하고 넘어가기로 하자.

[편도선 수술에 대해서]

편도선(扁桃腺)을 쓸데없는 잔류물이니 세균 침입의 문이니 하여 병원에
가서 수술해 버리는 사람이 많다. 그러나 편도선을 함부로 수술하는 것은
좋지 않다. 편도선은 세균 침입의 문이라고 하더라도 세균 침입을 용이하
게 하는 문이 아니다. 세균 침입을 막기 위한 관문이며 방역소라고 하는 편
이 더 적당한 표현일 것이다.

편도선염(炎)은 세균이 맹렬한 기세로 밀려들어 보통 때의 방어 시설로
는 부족하기 때문에 임시로 방역소를 확장하고 포로 수용소를 새로 마련한
것이 편도선 종대(腫大)요, 체내에 침입한 균을 제거하기 위한 노력으로 열
이 나는 것으로 보는 것이 옳다.

입은 음식물과 여러 가지 해로운 것들이 스며들 염려가 있는 곳이다. 편
도선은 그 중에서도 가장 중요한 목을 지키고 있어서 들어오는 것을 하나
하나 꼼꼼히 검사하는 것인데 이것이 쓸데없는 퇴화 기관 중의 하나라는
것은 말이 안 되며 그러한 중요한 곳에 쓸데없는 것이 자리잡고 있을 리도
없다. 뿐만 아니라 편도선염은 한방 요법으로 아주 쉽게 치료되는 질병이
기도 하다.

[침에 대해서]

침에 대해서 서양 의학과 한의학의 견해가 아주 다른데, 여기에 대해 한
마디 할까 한다. 세균학적으로 관찰할 때는 사람의 입 같이 더러운 곳이 없

다. 아침에 일어날 때는 입 안에 수백 종의 세균 수십억 마리가 들끓고 있다고 하며 잠자리에 들기 전과 같이 입 안이 깨끗한 때라도 3~4억은 되며 그중에 활동하는 것만도 7~8천만 마리는 된다고 한다. 이 말이 어느 정도 정확한지 알 수 없으며 개인에 따라서도 다 다르겠지만 아무튼 헤아릴 수 없을 만큼 많은 세균들이 우리 입 안에서 사는 것만은 사실이다. 그래서 서양 의학에서는 침을 대단히 위험한 것으로 보고 있다. 그러나 본초학에서는 침은 살균약이며 해독제이다.

이를테면 임파선이 부어오를 때 침을 바르면 가라앉는다고 하며 벌레나 뱀에게 물렸을 때도 침을 바르면 독이 풀린다고 하고 피부 질병에도 침을 바르면 치유된다고 한다. 그리고 침 가운데서도 특히 아침에 일어나 말하기 전의 침이 가장 효과가 크다는 것이다.

여기에서 다음 몇 가지를 생각해 보자.

입 안에 그렇게 많은 균이 득실거린다는 것은 사실인데, 그러면 그 균이 사람에게 이로운 것인가, 해로운 것인가? 만일에 해로운 것이라면 아주 정교하기 짝이 없는 인체가 살균성 침을 분비하여 그 번식을 방지할 터인데, 그렇게 많은 균이 존재하는 것을 보면 이 균들을 죽이기는커녕 오히려 번식하도록 도와 주고 있다. 그 이유는 무엇인가?

첫째, 균으로 균을 죽인다.

입 안에 있는 균으로 인체에 해로운 균을 제거하지 않을까 하는 생각이 든다. 입 안에는 웬만한 상처가 생겨도 화농하는 일이 없고 금방 치료된다. 그 까닭은 아마도 입 안에 있는 균들 중에 화농균을 죽이는 균이 있기 때문일 것이다. 임파선이 부어오른 데나 피부병에 침을 바르면 낫는 것도 같은 이유에서일 것이다.

둘째, 위열(胃熱)과 입 안의 악취를 들 수 있다.

위병, 특히 위에 열이 있을 때 입 안이 썩어서 악취가 나는데 이것은 입 안에 있는 균이 크게 번식하기 때문인 것으로 알려져 있다. 이것 역시 어쩌다가 그렇게 된 것이 아니다. 위에 탈이 나서 세균에 대한 방어력이 감퇴될 것을 보충하기 위해 세균이 침입할 때 거쳐야 하는 제 1 관문인 입 안의 방비를 더욱 튼튼히 할 목적으로 결사적인 고용병인 입 안의 균들을 많이 번식시켜서 배치하는 것이 입 안이 썩는 것으로 볼 수 있다.

그리고 수은에다 침을 뱉어서 뭉개면 수은이 광택과 유동성을 잃고 시커매지는데, 우리는 이것으로써 침이 수은 독을 푼다고 추단하기는 어려우나 침이 수은에 대해 어떤 화학 작용을 하는 것을 알 수 있다. 지네 같은 인체에 해로운 벌레에게 침을 뱉으면 즉시 죽어 버리는 예가 많으니 이것으로 보아도 침에 살충력이나 벌레의 독을 푸는 힘이 있다고 보고 싶다.

한의학과 내분비 조절

살아 있는 인체의 삶을 다스리는 것이 신경이요, 신경의 작용을 조절하는 것은 여러 내분비 기관에서 만들어 내는 호르몬이다. 호르몬에는 종류가 많고 그 관계가 복잡 미묘한 것은 두말할 나위가 없으나 대체로 억제성 호르몬과 촉진성 호르몬의 두 가지로 나누어 볼 수 있다.

신경도 마찬가지로 인체의 생리 작용에 과부족이 없이 균형 상태가 유지되는 것은 이 두 종류의 대립된 신경의 길항(拮抗) 작용에 의해서이다. 이 관계를 한의학상으로 음양의 조화라고 한다.

그리고 신경이나 호르몬의 억제 촉진 작용은 일정한 것이 아니며, 어떤 장기에는 억제의 작용을 하는 동시에 다른 어떤 장기에는 촉진의 작용을 하는 것이 상례인데, 이 관계를 장부의 상생 상극(相生相克)이라고 한다.

사람의 질병은 내분비의 조절과 신경의 통제에 이변이 생긴 때, 다시 말하면 음양이 조화를 이루지 못한 때의 변조적 생리 현상을 일컫는다. 질병의 치유는 이 내분비 작용의 실조를 시정하면 그만이다.

한의학은 이 내분비 작용을 조절해서 근본적으로 자연스럽게 건강을 회복하게 하는 의학이다. 한약은 신경 중추와 내분비 기관에 대해 항상 호르몬의 작용을 한다. 기(氣)에 의해 작용의 양성·음성이 갈리고, 미(味)에 의해 작용하는 기관이 지정되어 있다. 따라서 한의학 연구에 뜻을 둔 사람은 무엇보다도 내분비학에 치중해서 연구를 해야 한다.

현대 의학도에게 바라는 점

현대 의학이 장족의 발전을 한 것은 누구나 다 인정하는 바이다. 그러나 그것이 결코 만족할 정도는 아니다. 그럼에도 불구하고 우리는 현대 의학을 공부하는 사람들 중에서 의학에 대하여 교만한 태도를 취하여 현대 의학적 방법 이외의 치료술은 아예 처음부터 코웃음치며 피하고 멸시하여 알아보려고 하지도 않는 사람이 많은 것을 본다.

우리는 그들이 맡고 있는 책임이 너무나 중요한 전 인류의 생명에 관한 것이기 때문에 다소 귀에 거슬리더라도 한 마디 고언을 하고자 한다. 교만은 만족을 의미하며, 만족은 진취성·분투력을 말살하는 것이기 때문이다.

그러면 현대 의학이라는 것이 과연 어느 정도까지 발달되어 왔는가를 한번 검토해 보자.

현대 의학도 자연 과학의 하나라고 한다. 그러나 의학처럼 가설과 억측이 많고 지배적인 원리가 확립되지 못한 과학이 없다. 말하자면 의학의 대상인 '생명'이라는 것이 아직 그 본질이 밝혀지지 않은 채 수수께끼의 하나로 남아 있기 때문이다. 이 때문에 의학 자체가 극히 애매한 영역에 머물러 있음은 불가피한 일이다.

의학의 각 분과로 조직학·해부학·생리학·생물 화학·생물 물리·병리학·약리학·위생학·세균학·기생충학 및 심리학·법의학·의학사 등을 열거하지만, 이런 학문들과 기타 모든 것을 종합해도 진정하고 완전한 의학이라는 것은 성립되지 못한다. 이 학문들이 의학의 기초나 보조 역할은 할 수 있을지 모르지만 그것이 곧 의학이 될 수는 없기 때문이다. 종합적 유기체의 생명을 대상으로 한 의학은 그 대상인 생명의 본질이 규명된 뒤라야 비로소 완전한 과학이 될 것이다.

현대 의학의 특효적인 치료법과 조치로서 ① 키니네에 의한 학질의 치료 ② 살바르산에 의한 훈독의 구제 ③ 장내 기생충의 구제에 의한 치료 ④ 종두에 의한 천연두의 예방을 꼽을 수 있다.

그 밖에 항독소 및 혈청 요법에 의한 예방과 치료의 효과를 들 수 있으나 그 수가 열 손가락으로 꼽을 정도에 지나지 않으니, 이것만으로는 현대 의술을 훌륭한 것이라고 자랑하기에는 너무나 근거가 빈약하다.

그 밖의 질병에 이르러서는 그저 일시적 고통의 경감, 피로의 회복, 국소나 전신의 안정 등 응급적·일시적·고식적 대증 요법을 행할 뿐이요, 100% 자신을 가지고 병자를 대하는 예가 적을 뿐 아니라 그 처치가 허약한 병자에게는 때로는 반대의 결과를 가져오는 일이 없지 않으니, 만족하거나 자만하는 생각을 가지는 것은 당치않은 일인 듯 싶다.

그러므로 지식을 널리 탐구하는 아량을 가지고 권위를 앞세우지 말고 진정한 학구적인 태도로 한의학을 좀 연구하기 바란다.

한방 치료에 임하는 사람들의 폐단

한방 치료에 임하는 사람들 가운데 많은 사람들이 눈앞의 이익에 몰두하여 한의학의 학문적 이치를 연구할 생각은 하지 않고 그저 묘한 처방을 처방집에서만 구하려고 애쓴다. 그래서 어떤 처방을 얻으면 그저 그것에만 의지해서 약을 쓰려고 하니 거기서 올바른 한방 치료를 구할 수 없는 형편이다.

이와 같이 한의학은 거의 소멸했다고 해도 지나친 말이 아니니 참으로 한심스러운 일이다. 병을 말할 때는 '풍(風)'이 아니면 '담(痰)'이요, '담'이 아니면 '습(濕)'이요, '화(火)'요, '풍담(風痰)'이요, '화담(火痰)'이요, '습담(濕痰)'이요, '풍습(風濕)' 등 알기 어려운 병 이름을 붙여 놓고 그저 '구풍(驅風)', '거담(祛痰)', '강화(降火)' 등 겉으로 드러나는 병만 치료하는 약을 쓰거나 그렇지 않으면 "사람은 양기가 제일이여, 소화가 제일이여." 하면서 음양 허실도 분간 없이 덮어놓고 양기를 돕는 약, 열을 돕는 약을 쓴다.

병자도 안 보고 증세도 자세히 묻지 않을 뿐 아니라 듣지도 않고 그저 처방을 내고 약을 짓는 일이 많으나 이것은 한의학상 네 가지 진찰 방법(四診)을 전부 무시하는 것이 된다.

밖의 찬 기운 때문에 생기는 해수(咳嗽)에 마황(麻黃)·반하(半夏)·소자(蘇子) 등이 효과가 있다고 내장이 허하거나 손상되어서 생기는 해수에도 마황·반하 등을 쓰며, 양이 허해서 위가 찬것(陽虛胃寒)으로 인한 소화 불량에 백출(白朮), 말린 생강(乾薑)이 효과가 있다고 위에 열이 있어 생기는 식욕 부진증에도 백출, 말린 생강을 쓰는 등의 일이 자주 일어나고 있으니 이래 가지고는 사람의 건강과 생명을 귀중히 여긴다고 할 수가 없다.

또 한 가지는 한의학의 학문 원리적인 부분은 제쳐놓고 늘 비과학적인 부분만을 강조하는 경향을 들 수 있다. 한의학 문헌에는 허구의 전설과 비과학적인 논리가 많으니 그 동기는 의술을 신비화하기 위해 혹은 명의를 초인화하고 신격화하기 위해 세상 사람들이 임의로 기이한 일과 이적(異蹟)에 속하는 사실을 꾸며서 선전하는 일이 있다. 때로는 의술을 행하는 사람 자신이 불순한 생각으로 그런 사실을 날조하는 예도 없지 않다.

현대인으로서는 그런 혹세 무민적 야비한 수단을 배격해야 하며, 믿을 만한 가치가 없는 것이니 한의학을 논할 때 그런 사실을 들먹이면 사람들의 신망만 잃을 뿐이다.

제
1
편

음양

한의학을 배우고 한의술을 이용하는 데는 '음양'을 구분하면 그만이다. 체질에도 음양의 구별이 있고, 증세에도 음양의 구별이 있고 약의 성질에도 음양의 구별이 있으니, 체질의 음양을 분간하고 증세의 음양을 살피고 약물의 음양을 맞추면 병적 현상은 자연히 제거되는 것이다.

음양의 개념

한의학 원리에 대한 설명이 음양이니 오행(五行)이니 하여 용어가 비현대적이고 한의사들의 설명 또한 현대인이 이해하기 어렵기 때문에 한의학 그 자체를 아무런 학술적 가치가 없는 것처럼 생각하는 이가 많다. 그러나 설명 방법이 잘못되었다든지 사람들이 잘 이해할 수 없다고 해서 원리와 사실이 잘못된 것이라고는 할 수 없다.

음양설은 중국 철학에 바탕을 두고 있으니, 우주 자연의 이법(理法)을 이 음양설로 설명하는 것이다. 음양이 양적으로 어떻게 배합되느냐에 따라서 오행의 물질이 생겨나고 음양 두 기운의 자람과 스러짐에 따라 계절이 바뀐다.

　오행설은 다원론이요, 음양설은 이원론이요, 태극설은 일원론이니, 다원론은 이원론에 통제되고, 이원론은 일원론으로 돌아가는 데 동양 학문의 진면목이 있다.

　이 음양설을 철학적으로 밝히는 것은 굉장히 많은 노력을 요하는 일이므로 여기에서는 다만 한의학상의 음양설을 이해하는 데 필요한 몇 가지만 말하기로 하자.

　알기 쉽게 말하면 양은 동(動)을 의미하고 음은 정(靜)을 의미한다. 양은 적극적이며 음은 소극적이다. 활동을 왕성하게 하면 많은 열량을 소모하여 체온이 높아지고, 활동을 적게 하면 체온이 내려간다. 그래서 더운 것은 양이며 추운 것은 음이다.

　이 음양이 잘 조화되어야만 우리는 평상 상태의 건강한 몸을 유지할 수 있고 음양이 조화되지 않아 생리적 조절의 균형이 깨지면 거기서 병적 현상이 생기는 것이므로, 평상의 생리 상태를 벗어난 것은 모두 병이다.

　지나친 것도 병이요, 부족한 것도 병이다. 체온이 39도나 40도로 올라간 것도 병이요, 35도나 34도로 내려간 것도 병이다. 맥박이 정상에서 벗어나 1분에 90번이나 100번으로 많이 뛰는 것도 병이요, 50번이나 40번으로 적게 뛰는 것도 병이다. 앞의 예는 양의 활동이 강하고 음이 약한 것이고, 뒤의 예는 음이 강하고 양이 약할 때 나타나는 현상이다.

[음양의 생리학적 고찰]

　사람의 생리 작용에는 두 가지 대립된 힘이 있는데 한 가지는 장기의 기능을 조정하는 힘이고 다른 한 가지는 그 기능을 억제하는 힘이다. 하나의 예로써 심장의 신경 분포 상태를 보면 심장의 억제 신경(음성 신경)은 양쪽의 미주 신경을 지나서 심장의 신경총에 이르렀다.

실험에 따르면 한쪽의 미주 신경을 끊고 그 말초에 있는 끊긴 데를 자극하면 심장에 대해 다음과 같은 작용을 일으킨다.

① 박동수의 감소, 또는 잠깐 동안의 박동 중지 (음성 크로노트로프 작용)

② 수축도의 약화 (음성 이노트로프 작용)

③ 흥분 전달의 지체 (음성 드로모트로프 작용)

④ 흥분성의 약화 (음성 바트모트로프 작용)

심장 억제 신경 중추의 흥분은 혈액 안의 산소가 결핍되고 탄산이 적체된 때 증진되고 혈압이 오를 때 증진된다.

또 심장 가속 신경(양성 신경)의 중추는 교감 신경이요, 작용은 억제 신경과 반대이다. 만일 심장에 억제 신경이 없고 가속 신경만 있으면 심장의 박동이 1분간에 1백 번, 1천 번, 부제한으로 빈번해져서 당장에 곰이 타시 없어질 것이다.

반대로 가속 신경이 없고 억제 신경만 있다면 심장의 활동이 정지되어 그 자리에서 생명을 잃을 것이다. 그러므로 대체로 일정한 맥박을 유지하려면 이 두 신경의 흥분이 잘 조화되어야 한다. 이것이 한의학에서 말하는 음양 조화이다.

음양이 조화되지 않아서 가속 신경이 항구적으로 흥분 상태에 있어서 체온이 보통 사람보다 높고 맥박이 강한 것을 '음은 허하고 양은 승하다(陰虛陽勝)'느니, '물이 마르고 불이 성하다(水虧火盛)'느니, '진음이 부족하다(眞陰不足)'느니 한다. 또 억제 신경이 계속적으로 지나친 흥분 상태에 있어서 체온이 낮고 활동력이 약한 것을 '양이 허하고 음이 승하다(陽虛陰

勝)'느니, '명문의 불이 쇠했다(命門火衰)'느니, '기가 부족하다(氣不足)'느니 한다.

이 음양을 조화시키는 각 신경의 흥분을 조절하는 것은 호르몬(내분비액)과 호르몬 이외의 자극 물질로 추정된다. 한의학을 호르몬 조절 의학으로 보는 것도 틀린 생각은 아니다.

음성 체질인 사람과 양성 체질인 사람이 나타내는 생리 현상을 대조해 보면 대체로 다음과 같이 가를 수 있다.

① 양실(陽實) : 음허(陰虛)

• 체온이 높다.

• 서늘한 것을 좋아한다.

• 맥박이 강하고 빠르다.

• 내쉬는 숨이 강하다.

• 감정의 활동이 극렬하고 육체적으로도 차분히 있지 못한다.

• 물을 많이 마시고 특히 냉수를 좋아한다.

• 담백하고 시원한 음식을 좋아한다.

• 소화가 잘되고 식욕이 왕성하다.

• 얼굴에 붉은빛이 돈다.

• 소변 색깔이 붉고 분량이 적고 누는 횟수가 드물다.

• 변비가 잘된다.

• 추운 계절을 좋아한다.

② 음실(陰實) : 양허(陽虛)

• 체온이 낮다.

• 따뜻한 것을 좋아한다.

• 맥박이 약하고 늦다.

- 들이쉬는 숨이 강하다.
- 조용히 있기를 좋아한다.
- 갈증을 별로 못 느끼고 더운 물을 좋아한다.
- 더운 음식과 양념된 음식을 좋아한다.
- 얼굴에 검은빛이 돈다.
- 소변이 맑고 분량이 많고 자주 눈다.
- 설사하기 쉽다(때로는 소변이 한없이 잦고 변비 되는 일도 있다).
- 따뜻한 계절을 좋아한다.

[음양과 심리 현상]

　　인간을 생각할 때는 반드시 몸과 마음, 다시 말하면 정신과 육체를 합해서 생각해야만 한다. 그러므로 생리적 변동에는 반드시 그에 관련된 심리적 변동이 따르며, 심리적 변동도 또한 생리적 변동을 수반한다. 생리적 변동과 심리적 변동은 도저히 분리하여 생각할 수 없으니, 이 둘은 따로 떨어져 있는 것이 아니며 동일한 현상을 두 방면으로 관찰한 데 불과하다.

　　자극의 종류를 정신적 자극, 육체적 자극 등으로 구별할 수는 있으나 생체에 영향을 준 결과는 똑같이 두 방면으로 나타난다. A라는 감정은 곧 A라는 생리 상태를 의미하는 것이며, B라는 생리적 변동은 곧 B라는 심리적 상태를 의미하는 것이다. 기쁜 감정은 기뻐하는 표정을 떠나서 생각할 수 없고 우울한 표정에서 즐거움의 정서를 찾을 수 없는 것이므로, 표정은 곧 생리적 변동의 밖으로 드러난 모습이다.

　　흥분이 될 때는 호흡이 급하고 맥박이 빠르며 평시에 호흡과 맥박이 남보다 빠른 사람은 심리적으로도 늘 흥분 상태에 있는 것이 사실이다.

예를 들면 대개의 폐병 환자는 성질이 여간 까다롭지 않다. 그 까다로운 도는 병의 진행 정도에 따라서 높아지거나 낮아진다. 폐병 환자는 결핵균에 대해 결사적 투쟁을 하고 있기 때문에 생리적으로는 활동이 맹렬해서 호흡이 급하고 맥박이 빠르며 체온이 높고, 심리적으로는 늘 분노와 적개심의 흥분 상태에 있는 것이다. 그러므로 끝없는 성의를 가지고 애써 간호하는 가족과 간호사에 대해서도 마치 원수나 만난 듯이 적개심을 나타내며 갖은 악담과 욕설을 퍼붓고 조그마한 일에도 불같이 화를 내는 때가 종종 있는데 이것은 모두 생리 현상과 심적 변화가 동일한 것을 의미한다.

사람이 무슨 원인으로든지 흥분되어 있을 때, 말로써 정신적 자극을 가하거나 알코올 음료 등으로 육체적 자극을 가하거나 그 결과는 마찬가지로 생리적 활동을 앙등시키고 감정을 격화시킨다.

남에게 모욕을 당했을 때 화를 내는 사람이 있는가 하면 서러워하는 사람이 있다. 같은 사람일 경우에도 어떤 때는 분노하고 어떤 때는 비애에 잠긴다. 분노는 적극적이라 투쟁의 동기가 되고 비애는 소극적이라 원통한 생각을 품게 한다. 건강이 좋고 투쟁의 능력이 있을 때는 분노하고, 그렇지 못할 때는 설움을 품어서 뒷날의 싸움을 준비한다. 설움은 힘만 있으면 언제든지 분노로 변할 수 있기 때문이다.

같은 술을 마셔도 '술이란 무엇이냐, 눈물이냐 한숨이냐' 하고 노래나 하듯이 한숨을 푹푹 쉬고 눈물을 흘리는 사람이 있는가 하면 술만 들어가면 기분이 좋아져서 끊임없이 너털웃음을 웃는 사람도 있다. 이것도 모두 생리적 필요에 의해 술의 반응이 적극적으로 될 때도 있고 소극적으로 될 때도 있음을 나타낸다.

식욕이 있다는 것은 생리적으로 소화의 준비가 되어서 음식의 섭취를 요

음양 두 형의 심리 현상 대조표	
음	양
소 극 적	적 극 적
정 적	동 적
원 한	분 노
비 탄	환 희
침 울	경 쾌
비 겁	용 감
사 념 적	야 욕 적

구한다는 것을 의미하며 성욕이 일어난다는 것은 생식기에 충혈이 되어서 성적 행위를 열망하는 것을 이름이다.

그러므로 사람의 심리 상태와 감정의 발작을 관찰, 조사하여 그 체질과 건강 상태를 판단할 수 있는데, 이 심리 현상 역시 음양의 법칙에서 벗어나지 않기 때문이다.

양은 삶의 기운이며, 음은 죽음의 기운이라고 한다. 음양의 작용을 생물에 대한 공기 중의 질소와 산소의 작용에 비할 수 있다. 산소는 사람의 호흡에 필요한 기체인데 반해 질소는 동물을 질식시키는 기체다. 그러므로 산소는 삶의 기체로, 질소는 죽음의 기체로 볼 수 있다.

그러나 산소가 우리의 생명을 유지하는 데 절대로 필요하지만 만일에 공기 중에 질소가 조금도 없고 산소만 있다면 만물이 다 타 없어지고 말 것이다. 우리의 생명을 해치는 질소가 공기 중에 적당히 섞여 있는 것이 우리의 생명을 보존하는 데 절대로 필요하다는 기이한 현상이 생긴다.

그와 꼭 마찬가지 이치로 우리들의 모든 장기의 활동을 방해하고 정지시켜서 우리의 생명을 빼앗으려고 하는 죽음의 기운, 곧 '음'이란 힘이 몸 안에 작용하는 것이 우리의 건강을 유지하는 데 절대로 필요하다.

[음양의 생물 · 물리 · 화학적 고찰]

한의학상 음양은 화학상 산성과 염기성(알칼리성)과 같다. 산성과 염기성은 화학 반응상 상대적 존재다. 이 둘은 전혀 상반되는 성질을 가지고 있으나 그것이 화합하여 둘 중 어느 편의 성질도 가지지 않은 중성의 물질이 된다. 둘 중 어느 한편이 힘이 더 세면 그 센 편의 성질을 나타내게 된다.

인체의 생활 현상, 곧 생명 반응상 음양은 항상 상대적이다. 인체는 음양 두 기가 교차되어서 성립된 것이지만, 그 두 기에 의해서 구성된 인체는 음도 아니며 양도 아니다.

화학상 중성과 같으나 중성은 산성도 아니고, 알칼리성도 아닌 것을 가리킨다.

그러므로 완전한 건강체는 음양이 잘 평형을 이루어 양적 현상도 음적 현상도 나타나지 않는 몸을 말한다. 이 음양의 평형이 깨져서 생활 현상의 변조가 생겼을 때 그것이 곧 질병이다.

이것은 현대 의학의 병리 화학상 인체의 체액은 중성(약알칼리성)이어야 건강체인데 만일 강알칼리성이나 산성으로 치우치게 될 때 질병 현상이 나타난다고 하는 것과 같다.

또 생물 전기학적(電氣學的)으로 볼 때 인체에 질병이 생기면 병이 난 곳에는 음성 전위(電位)가 높아지고 그 반대의 극(極)에는 양성 전위가 높아진다.

가령 내장에 질병이 있을 때 그 내장에는 음성 전위가 높아지고 그 반대의 극이 반드시 인체의 표면에 위치하여 거기에 양성 전위가 높아진다(이것을 밖은 양이 되고 안은 음이 된다[表爲陽 裏爲陰]고 해석해도 좋다). 이 양성 전위가 높아진 부분이 한의 경락학으로 따져서 침이나 뜸의 혈처(鍼灸穴)이다. 그 양성 전위가 높아진 부위에 자극을 주어서 전위를 중화시킬 때 질병이 제거되는 것이니 많은 피부 자극 요법이 효과가 있는 것은 이 때문이다.

계절의 음양과 인체의 건강

계절에도 양이 성한 때와 음이 성한 때가 있으니 춘분(양력 3월 20일경) 이후 추분(양력 9월 20일경)까지는 양이 왕성해지는 계절(陽旺之節)이요, 추분 이후 춘분까지는 음이 왕성해지는 계절(陰旺之節)이다.

양이 왕성한 계절에는 모든 것이 동적이며 적극적이며 생장하고 발달하고 번식한다. 모든 식물은 새싹이 돋고 꽃이 피고 열매가 열리며, 동물계에도 모든 방면으로 활동과 번식 작용이 왕성하여 겨울잠을 자던 동물과 곤충들이 깨어나고 교미가 성행한다. 그리고 음이 왕성한 계절에는 모든 것이 정적이고 소극적이다. 식물은 낙엽이 지고 동물들은 겨울잠에 빠져든다.

계절과 건강 관계를 살펴보면 계절에 따라 그 계절에 특히 많이 생기거나 악화되는 병이 있는데 청년은 봄 여름에 몸에 탈이 나기 쉽고 노쇠병은 가을과 겨울에 악화되는 것이 보통이다. 이것을 대체로 가르면 다음과 같다.

봄철에는 생리적 활동이 너무 왕성한 것을 감당하지 못하여 피로에서 생기는 병이 많다. 봄을 타거나 신경 쇠약에 걸리는 것 따위가 그것이다.

여름철에는 몸에 열이 지나치게 많아서 생기는 병이 많다. 폐병·조울증 따위가 그것이다.

가을철에는 생리적 활동의 위축에 기인하는 병이 많다. 토사 곽란 등 소화기 병이 특히 많다.

겨울철에는 몸에 열이 부족하거나 한기에 상해서 나는 병이 많다. 일반 감기·노인 해수·천식·신장병, 기타 신진 대사 기능이 쇠퇴하는 병 따위가 그것이다.

이것을 음증, 양증으로 구분하면 음증은 겨울철에 악화되고 양증은 여름철에 악화된다. 몸 안에 양의 기운이 많은 사람이 여름철을 맞으면 몸 안의 양과 바깥 기후의 양이 합세하여 양이 더욱 성해져서 음과 양의 조절되지 않는 정도가 건강을 유지하기 어려울 만큼 되어서 드디어 질병의 형태로 변하는 것이다.

몸 안에 음의 기운이 많은 사람이 겨울철을 맞으면 바깥 기후의 음과 합세하여 음증의 병이 생긴다.

사람이 죽는 데 횡사나 어떤 급격한 원인으로 죽는 것이 아니고 만성병이나 노쇠로 인한 자연사는 그 시기가 대개 정해져 있다. 계절로는 추울 때, 시간으로는 밤이다. 노인의 자연사를 보면 해가 진 후 어두워지면 정신이 혼미해지고 밤 12시 무렵이 되면 정신이 오락가락하여 혼수 상태에 들어간다. 오전 2시 무렵이 되면 더욱 위험해서 방금 숨이 끊어질 것 같은 상태로 가다가 오전 5시에서 10시 사이에 절명되는 예가 많다. 이것은 각자가 경험한 것을 회고하고 또 많은 부고를 모아 놓고 절명된 시각을 살펴보면 쉽게 알 것이다.

여러 집의 제삿날을 조사해 보면 겨울철과 봄철에 가장 많은 것을 알 수 있다.

이것으로 보아 음이 왕성한 시기에 사람이 많이 죽는 것은 부인할 수 없다. 그것을 음양으로 설명하면 양은 삶의 기운이고, 음은 죽음의 기운이라고 할 수 있다.

음이 몸 안에서 활발하게 작용해서 생리적 활동을 자꾸 정지시키려고 하는데 밖에 있는 음이 또한 왕성해서 안팎이 합세해서 마침내는 사람의 생명을 빼앗는 것이다.

때에 따른 증세의 변화

하루 중에도 음양의 구별이 있다. 낮은 양이고 밤은 음이다. 그리고 날씨가 맑은 것은 양이며, 비는 음이다. 그러므로 병도 체질과 증세에 따라서 낮 동안에 더치는 것이 있고 밤에 그러는 것도 있다.

양증의 질병을 가진 사람은 해가 뜬 뒤에 몸이 더 피곤하고 해가 진 뒤에는 몸이 편하고 기분이 상쾌하다. 그리고 구름이 잔뜩 끼거나 비가 내릴 때 몸이 편하고 전등을 켜는 것을 싫어하며 오후 3시 무렵에 가장 힘들어한다.

이와는 달리 음증의 질병을 가진 사람은 해가 뜨면 기분이 상쾌해지고 몸이 편안해지는데 해가 지고 나면 병이 더치고 기운이 없어진다. 그리고 활짝 갠 날에 몸이 편하고 환한 불빛을 좋아하며 오전 5시 무렵에 가장 힘들어 한다.

이것은 한의에서 음과 양의 증세를 구별하는데 크게 필요한 판별법이다.

이제 오후에 열이 나는 것과 새벽에 설사하는 것을 들어 음양을 설명해 보기로 하자.

신열은 대개 오후 2시에서 4시 사이에 가장 높이 올라간다. 폐병과 학질이 그렇고 그 밖에도 오후에 열이 나는 일이 많다. 그 까닭은 하루 동안에 양이 가장 성할 때가 오후 2, 3시 사이기 때문이다. 태양이 가장 가까운 때는 한낮인데 땅 위의 양이 가장 왕성할 때는 왜 한낮이 아니고 오후 2, 3시 일까? 그것은 땅에서 열이 올라가는 것은 태양의 직사열 때문이 아니고 땅 표면이 태양의 열을 받아 달아서 내는 복사열로 더워지기 때문이다. 그러므로 물 위는 시원하고, 열대에 있더라도 높은 산봉우리에는 한대에서나 자라는 식물이 살고 있고, 한대라 하더라도 사막에는 더위가 심한 것이다.

그런데 복사열이 가장 강한 오후 2, 3시 무렵에 양이 양을 만나면 왕성해진다는 원칙에 따라서 인체의 양이 오후 2, 3시에 가장 활동이 왕성하기 때문에 신열도 최고로 높아지는 것이다. 이것을 돌이켜 생각하면 인체 안에 잠재한 병원균이 이 때에 활동이 가장 활발해져서 그에 따라 몸 안의 생명의 기운인 양이 필사적으로 대항하는 활동을 한다고 볼 수도 있다. 아무튼 이것도 양이 양을 만나면 왕성해진다는 원칙에서 벗어나지 않는다.

또 하루 동안에 음이 가장 왕성할 때는 해가 뜨기 직전이다. 그 까닭은 해가 진 뒤에 그 이튿날 해뜨기 전까지 땅의 표면이 태양의 열을 받지 못하고 해가 있는 동안에 얻은 열을 자꾸 발산만 하기 때문에 지면의 열이 점점 약해져서 새벽 먼동이 틀 때는 절정에 달하는 데에 있다.

이와 같이 오전 5시 경에는 음이 가장 왕성해져서 양이 허하고 음이 성한 사람에게는 좋지 못한 때이다. 매일 이맘때 규칙적으로 설사하는 사람이 있는데 이것은 양이 허한 증거다.

이 증세는 중년 이후 노쇠기에 흔히 나타나고 젊은 사람도 신경 쇠약이니 소화 불량이니 하는, 곧 핏기가 부족하고 양기가 부실한 사람에게 많이 있다. 그 이유는 생리적 활동이 미약한 사람은 혈액 순환이 활발하지 못해서 체온이 부족한 데다 하루 동안의 기온이 가장 낮은 해뜨기 전에는 그 체온마저 유지하기가 곤란해서 장이 수분을 흡수하지 않고 급히 외부로 수분을 배출해야 하기 때문이다.

체온이 떨어지면 수분을 그대로 몸 밖으로 배설하는 이유는 다음과 같다.

첫째, 몸 안에 수분이 많이 있으면 그 수분까지 체온과 같은 온도를 지니도록 하는 데 더 많은 열량을 소모하게 된다.

둘째, 몸 안의 수분은 그것이 호흡으로나 땀으로나 소변으로 몸 밖에 나갈 때까지는 많은 동력 열량이 필요하다.

셋째, 특히 호흡과 땀으로 수분이 발산될 때는 실로 헤아리기 어려울 만큼 엄청나게 많은 기화열(氣化熱)을 빼앗아 가기 때문이다.

이러한 현상을 막으려는 자기 보호적인 생리 조절이 새벽 설사나.

체질의 음양

사람의 체질과 병 증세를 나누는 경계선은 아주 막연해서 어디까지를 체질이라고 하고 어디서부터 병 증세라고 할지는 개개인 또는 시대에 따라서 다르다. 그리고 개인의 지식 정도, 그 사회의 문화 정도, 특히 의학의 진보

여하에 따라서 건강과 질병의 경계선에 오르내림이 있을 것이다.

또 한 가지 생각할 것은 그 사람의 체질을 떠나서 그 사람의 병을 말할 수 없으며 그 사람의 생리적 변화를 떠나서 그 사람의 체질을 말할 수도 없으므로, 결국 체질이니 증세니 하는 것은 정도의 차이와 시간의 빠르고 느림을 일컫는다는 것이다.

[질병과 건강의 한계]

질병과 건강의 구획선은 개인과 계층과 지식의 정도에 따라서 달라지는 것이므로, 미련한 사람은 몹시 아프지 않으면 병이라는 것을 깨닫지 못한다. 또한 건강에 자부심이 강한 사람은 사소한 병은 병으로 치지도 않고, 무지한 사람은 웬만한 것은 병인 줄 모르고 지나가며, 노동 계급에 속하는 사람은 생활에 쪼들려서 병을 병으로 생각할 여유가 없이 그냥 견디어 나간다. 이런 사람들에게는 질병의 한계가 훨씬 높아져서, 움직일 수 없고 몸져 누울 때가 질병과 건강을 가르는 경계선이 될 것이다.

이와는 반대로 감각이 예민한 사람이나 건강에 대한 자신이 없어서 늘 몸이 약하다고 생각하고 병자로 자처해서 항상 병을 찾고 있는 사람, 지식 계층으로서 자기 몸을 끔찍이 위하는 사람, 부유한 유한 계급의 사람들은 질병의 한계가 훨씬 내려간다. 코만 좀 간질간질해도 감기약을 먹고 이불을 쓰고 누우며, 하루만 뒤를 못 보면 두통이 나느니 정신이 흐릿하니 해서 속히 변비약을 먹고 고쳐야 한다고 야단이고, 너무 과식을 하고 운동도 하지 않고 해서 속이 좀 거북하면 그만 소화 불량이라고 호들갑을 떨면서 소화제를 입 안에 털어넣고, 어느 날 밤에 몇 시간만 잠을 못 이루어도 신경 쇠약이라고 병원으로 쫓아가는 등 건강한 때라고는 없을 지경이다.

사람의 수명에는 한계가 있다. 시시 각각으로 우리의 수명이 줄어가는 것은 사실이고, 그것은 곧 시시 각각으로 우리의 건강이 나빠진다는 것을 의미한다. 건강을 빼앗기는 때에 거기에 해당하는 병적 현상이 나타나는 것은 당연한 일이다. 그러므로 병의 한계를 일률적으로 정하기는 어렵고 대체로 가르는 수밖에 없다.

[양장과 양증, 음장과 음증]

양장(陽臟)은 건강체의 양형(陽型) 체질을 의미하는 것이고 양증(陽症)은 질병의 양형 증세를 이르는 것이다. 음장(陰臟)도 역시 건강체로서 음형 체질을 의미하는 것이며, 음증(陰症)은 음형 증세를 가진 질병이다. 그러나 음장이란 말은 별로 쓰이지 않는다. 그 이유는 음형 체질을 가진 사람은 자신이 늘 건강하지 않다는 것을 인식하기 때문에 음증에 편입되고 마는 데 있다.

먼저 양장과 양증의 생리 현상을 대조해 보면 다음과 같다.

≫ 양장의 생리 현상
① 보통 사람보다 체온이 조금 높지만 일정한 한도를 넘어서지 않으며 노동을 하거나 바깥 날씨가 차져도 체온에 큰 변동이 없다.
② 서늘한 것을 좋아하는 편이지만 차고 더운 것이 조금도 건강에 나쁜 영향을 주지 않는다.
③ 맥 뛰는 것이 힘이 있으면서 빠르지 않고 부드럽고 매끄럽다.

④ 호흡은 날숨이 약간 강한 듯하면서도 밭지 않고 온화하다.

⑤ 활동적이면서도 침착할 수 있어서 육체적으로도 정신적으로도 안정되어 있다.

⑥ 갈증을 별로 느끼지 못한다.

⑦ 자극성 음식물을 먹어도 몸에 해가 없다.

⑧ 속이 답답한 병이 없다.

⑨ 혀에 태가 끼지 않고 소화가 잘되고 식욕이 왕성하면서도 한두 끼 굶는다고 해서 맥없이 늘어지는 일이 없다.

⑩ 안색이 붉으면서도 감정이 침착하고 힘이 아랫배에 숨어 있어 보인다.

⑪ 소변의 분량이 많고 누는 횟수가 드물면서 맑고 누기가 쉽다.

⑫ 설사하는 일이 없고 대변이 굳으면서도 부드럽다.

⑬ 계절에 따라서 건강에 이상이 생기지 않는다.

⑭ 적극적이고 동적이면서도 참고 견디는 힘이 있다.

⑮ 감정이 극단적으로 나가지 않는다.

⑯ 침착하고 용맹하다.

≫양증의 생리 현상

① 체온이 높다.

② 서늘한 것을 좋아한다.

③ 호흡은 날숨이 강하고 들숨이 약해서 짧고 급하다.

④ 맥박이 빠르다.

⑤ 육체적으로 정신적으로 동적이면서 안정감이 없다.

⑥ 갈증이 있고 냉수를 많이 찾는다.

⑦ 맛이 담백하고 시원한 음식물을 좋아하며, 자극성 음식물을 먹으면 몸에

해롭다.

⑧ 속이 답답한 증세가 있다.

⑨ 혀에 태가 끼며 소화가 잘되고 식욕이 왕성하다. 다만 입맛은 예민하지 못하고 때로는 먹은 것이 소화가 안되지는 않아도 속이 꽉 차서 식욕이 전혀 없을 때도 있다.

⑩ 안색이 붉으면서도 흥분된 얼굴이다.

⑪ 소변이 붉고 누기 힘들며 분량이 적고 누는 횟수가 드물다.

⑫ 변비가 되기 쉽다.

⑬ 봄철과 여름철의 오후에는 몸이 괴롭다.

⑭ 지구력이 없다.

⑮ 분노와 환희의 감정에 치우친다.

⑯ 조급하고 경솔하다.

≫ 음장과 음증

음장과 음증은 원래 구별하기 힘들고 거의 같은 것인데 그 정도의 차이를 정해서 편의상 구분한 것이다. 다시 말하면 음장의 체질은 원기가 왕성하지는 못하나마 일정한 건강 상태를 유지할 수 있는 것을 이름이다. 양이 허한 사람은 음장의 체질을 가지고 음의 활동이 지나쳐서 옷이나 거처나 음식 같은 것을 조금만 차게 하면 곧 감기·복통·구토 같은 병이 생기고 그 밖에도 소변을 잘 가리지 못하거나 몽정을 하거나 해수·천식·습관적인 설사 등 만성병을 가지고 있다.

여기서 한 가지 주의할 것은 음증이라도 병인 이상 몸에 열이 생긴다. 아무리 양이 약하다고 하더라도 아예 죽어 버리지 않고 살아 있는 이상 양이 전혀 없는 것은 아니므로 그 약한 양이나마 비상시에는 어떻게 해서라도 맹렬한 활동을 해서 건강을 회복하려고 필사적인 노력을 하기 때문에 몸에 열이 나는 것이다. 이 열을 한의학에서 허열(虛熱)이니 가열(假熱)이니 하는데 이 가열이 서툰 한의사를 울린다. 가열을 진짜 열로 잘못 알고 치료하다가 실패하는 때가 많기 때문이다. 한의는 음양·허실·진가(眞假)를 잘 가리면 그만이라고 한다.

증세의 음양

한의학은 주된 증세를 치료하는 학문이라고 한다. 한의학만큼 증후학(症候學)을 발달시킨 의학도 따로 없다. 증후학과 본초약리학(本草藥理學)이 한의학의 두 날개가 되어 증세에 따라 자유 자재로 약을 쓰고 있다. 증세를 자세히 설명하자면 한이 없고 또 이것이 한의학 전부라고 할 만큼 범위가 넓기 때문에 여기에서는 한두 가지 예를 들어서 음양을 가리는 원칙만 말하려고 한다.

[안팎과 음양]

밖은 양이요, 안은 음이다. 급성병은 대개 밖으로 증세가 드러난다. 오한·발열·두통·관절통 등 맹렬한 통증을 동반하고 오는 것이다. 그 반면에 만성병은 대체로 안쪽에 숨어 있는 증세다. 병세도 급격하지 않고 치료도 쉽지 않다.

밖으로 드러나는 병세를 치료하는 방법은 땀으로 흩는다. 곧 발한 해열제에 의해 병의 독을 살갗과 호흡기를 통해서 몸 밖으로 발산시킨다. 이와는 달리 안에 있는 증세의 치료법은 아래로 내린다. 곧 이뇨제나 대변이 잘 나오게 하는 약을 써서 병의 근원을 대변과 소변을 통해 몸 밖으로 배설시킨다.

땀을 내는 약은 담백한 향기가 나고 위로 올려서 흩어 버리는 성질을 가진 양성약이며, 아래로 내리는 하제(下劑)는 쌉쓰름한 음성약이다.

겉으로 드러나는 증세와 안에 숨어 있는 증세를 다시 음과 양으로 갈라서 치료한다.

[상하와 음양]

불은 뜨겁고 물은 차다. 뜨거운 것은 양이고, 찬 것은 음이다. 공기는 열을 받으면 상승하고 추우면 하강한다. 불도 그렇다. 물에 많은 열을 가하면 기화하고 공기도 몹시 차면 액체로 바뀐다. 기(氣)는 양이며 액(液)은 음이다.

질병도 양증은 위쪽에 나타나고 음증은 아래쪽으로 나타나는 것이다. 아픈 곳, 곧 질병이 생긴 부분, 또는 병적 현상이 나타난 부위가 횡격막(橫膈膜) 위일 때는 양이고, 그 아래일 때는 음이다.

두통 · 감기 · 해수 · 각혈 같은 것은 양이요, 각기 · 설사 · 탈항 등은 음이다.

열이 많을 때는 가슴이 답답하고, 상기가 되고, 눈이 붉고, 귀가 울리며, 열이 부족할 때는 복통 · 설사 · 요통증 등 아래쪽에 증세가 나타난다.

그리고 육체의 구조로 보아도 남자(양)는 상체가 발달해서 어깨가 떡 벌어지고 여자(음)는 하체가 발달해서 골반 부위가 크다. 남자로서 어깨가 좁은 사람은 남자답지 못하고, 여자가 엉덩이가 좁은 사람은 자녀 생산 등 여자 구실을 못한다고 알려져 왔다.

[호흡과 음양]

사람이 숨을 쉬는 것을 주의해 보면 들이쉬는 들숨과 내쉬는 날숨의 정도가 모두 다르다. 이 호흡을 관찰하는 것이 음양을 가르는 데 가장 손쉽고 중요한 일이 된다. 열(체온)이 매우 높은 사람은 들이쉬는 숨은 거의 없고 후후 내쉬기만 하며, 열이 부족한 사람은 들숨이 강하고 날숨이 약하다. 사람이 죽을 때는 흑흑 느끼며 턱이 떨꺽하고 들이쉬고 만다.

위에서 여러 번 말한 바와 같이 음은 죽음의 기운(死氣)이다. 죽을 때는 음이 극히 왕성하고 양이 없기 때문에 들이쉬는 숨만 있고 내쉬는 숨이 없다. 그리고 감정으로 보아도 흥분이 되고 화가 나서 속이 답답할 때는 내쉬는 숨이 힘차고, 서러워서 흑흑 느껴 울 때는 들숨이 훨씬 강하다.

이것을 생리적으로 본다면 체온이 부족한(陽虛) 사람은 산소를 많이 요구하기 때문에 들이쉬는 숨이 강하다. 열이 많은 사람은 몸 안의 왕성한 연소작용을 좀 억제하기 위해 산소의 공급을 적게 하는 동시에 몸 안에서 다량으로 산출되는 탄산을 속히 몸 밖으로 배출하기 위해서 내쉬는 숨이 강한 것으로 추측할 수 있다.

들숨의 억제하는 효과, 날숨의 움직이는 효과 및 신경 중추의 흥분이 클 때는 양증이며, 날숨의 억제하는 효과, 들숨의 움직이는 효과 및 신경 중추의 흥분이 작을 때는 음증이다.

[기혈과 음혈]

한의학에서 기(氣)라면 의미가 굉장히 광범위해서 몇 마디로 설명하기가 어려우나 대체로 호흡에 관계되는 것으로 볼 수 있다.

좋지 못한 공기는 호흡기를 상하게 하고 과도한 추위는 혈액 순환을 방해한다. 찬 것이 몸에 닿으면 피부의 조그마한 숨구멍이 줄어들어서 피부 호흡이 정지되기 때문에 폐의 부담이 과중해져서 폐가 갑자기 무리한 노동을 하느라고 열이 생기게 된다.

또 찬 기운에 쏘여서 몸이 부어오르는 때가 있는 것은 땀의 배설이 원활히 되지 않아서 신장의 부담이 과중한 까닭에 신장염이 생기는 것이다. 이때 몸을 따뜻하게 하고 양의 성질을 가진 신향온산지제(辛香溫散之劑)를 쓰면 피부의 숨구멍이 열려서 땀이 나고 피부의 호흡이 원상으로 회복되어 몸이 편안해진다.

호흡기 병은 기(氣)에 관계된 병이며, 심장이나 신장의 병은 혈(血)에 관계된 병이다. 기는 호흡에 의해서 산소를 제공함으로써 영양분을 연소시켜 동력을 얻게 하고, 피는 혈액 순환에 의해서 영양분을 운반하고 공급하는 것이다.

[명암과 음양]

밝은 것을 좋아하는 것은 양이며, 어두운 것을 좋아하는 것은 음이다. 이것은 병 증세에 비춰 보면 어떤 병자는 문을 가려서 광선을 막아 달라고 하고 밤에는 전등을 켜는 것을 몹시 싫어하며(급성 폐병의 발병 당시 등), 어떤 병자는 병실에 볕이 반짝 드는 것을 좋아하며, 밤에도 불을 끄지 못하게 한다. 앞의 사람은 양증 질병에 걸린 사람이고, 뒤의 사람은 음증 질병에 걸린 사람이다.

그러면 음증에 왜 양이 드러나며 양증에 왜 음이 드러나는가?

그 까닭은 음증에는 양이 부족하기 때문에 생리적으로 양을 도와서 음양의 균형을 얻기 위해 외부의 양의 원조를 요구하여 밝은 것(양)을 좋아하고 따뜻한 것(양)을 좋아하는 데에 있다. 양증에 음을 요구하는 것도 역시 같은 이유에서이다.

[변비의 음증과 양증]

변비증에는 두 가지가 있으니 하나는 장의 운동이 너무 적어서 생기는 변비증(무력성 변비증)이며, 또 하나는 이와 반대로 장의 운동이 너무 지나쳐서 생기는 변비증(경련성 변비증)이다. 앞의 것은 음증이고, 뒤의 것은 양증이다. 이것을 무열성(無熱性) 변비증과 다열성(多熱性) 변비증으로 구별할 수도 있다.

다열성 변비는 몸에 열이 많으면 필연적으로 땀과 호흡으로 다량의 수분을 배출(해열 작용)하기 때문에, 그것을 보충하려고 장이 수분을 있는 대로 다 흡수하므로 대변이 건조해져서 변비가 된다. 무열성 변비는 장의 유동 운동이 느려져서 장에 있는 내용물의 운반이 늦어지는 것이 원인이 된다. 이때는 수분의 섭취를 적게 하고 흡수된 수분은 소변으로 많이 배설된다.

설사에 대해서 변비는 양증이지만 변비를 다시 음결(陰結)과 양결(陽結)로 나누고 음결을 다시 양이 허해서 생기는 변비와 음이 허해서 생기는 변비로 나누어 치료 방법이 저마다 다르다. 이때 음결은 체질로 말미암은 습관성 만성 변비를 가리키고, 양결은 급성 질병으로 말미암은 변비증이다.

최근에는 변비에 걸리면 약을 먹어서 설사를 하게 하는 일이 많은데, 이것은 사실 서양 의학에서도 동양 의학에서도 다같이 기피하는 치료법이다.

그러면 왜 설사약을 먹으면 해로운가?

그 이유를 몇 가지 들어보자. 우선 하제를 쓰기 시작하면 습관이 되어서 그 뒤론 계속 쓰지 않으면 뒤를 보지 못한다. 또 효력 체감의 법칙에 의해서 약의 분량을 점점 더 늘려야 하는 악순환이 따르며, 약을 먹은 뒤에는 변비의 정도가 더 심해질 때가 많다. 결국에는 약을 먹어도 효과가 없을 뿐만 아니라 진만 빠지게 되고, 생리적 자연 조절을 무리하여 세게 교란시켜서 다른 악영향을 발생하게 하는 것 등이다.

결국 변비에는 식이 요법이니 특히 식물성 한방 요법이 아니면 근본 치료가 자연스럽게 이루어지지 못한다.

[정신병의 음증과 양증]

정신병에도 여러 가지 종류가 있다. 서양 의학에서는 이것을 발병의 원인과 병자의 연령, 또는 병의 증세에 따라 분류한다.

치매증(痴呆症 : 조발성[早發性] · 마비성 · 노인성 치매증 등), 광조증(狂躁症), 우울증, 망상병(중독 · 피해 · 질투 · 가난 · 과대 등) 으로 나누기도 하고 유전성 · 뇌매독성 · 동맥 경화증성 · 알코올 중독성 등으로 나누기도 한다.

그러나 실제로는 스무 살 남짓에 많이 발생하는 조발성 치매증이 마흔에 가서 처음 나타나는 일도 있고, 중년에 많이 발병하는 마비성 치매증이 스무 살 안팎에 나타나는 수도 있다. 또 마비성 치매증의 원인이 매독이라고 하지만 이 병을 페니실린이나 수은이나 그 밖의 매독을 퇴치하는 방법을 써도 효과가 없는 경우가 많다. 차라리 여러 가지 단백질 요법, 유황 요법, 발열 요법 등이 잘 듣는 수가 많다고 한다. 증세로 말하더라도 조울증·치매증에도 망상증이 있고, 알코올 중독증에도 망상증이 있으므로, 이런 분류가 오히려 번거롭기만 하고 막연한 것을 알 수 있다.

정신병을 음양으로 구분하면 광증은 양증에 속하고 간질은 음증에 속한다.

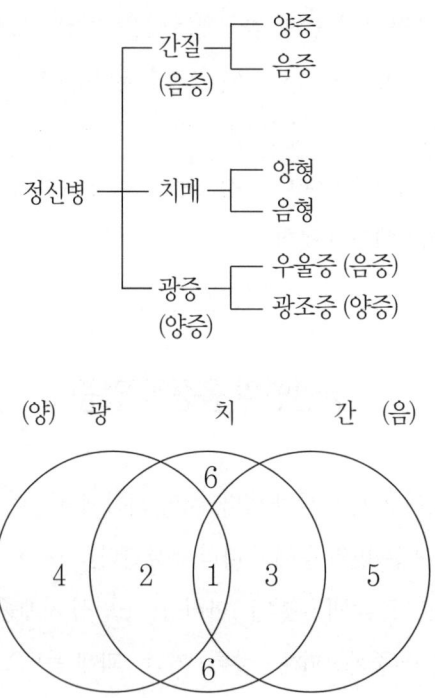

1. 간질과 광증과 치매증을 겸한 것.

2. 광증과 치매증을 겸한 것.

3. 간질과 치매증을 겸한 것.

4. 광기만 있는 것.

5. 간질만 있는 것(경련이 발작한 때만 정신을 잃고 평상시에는 정신 작용에 결함이 없는 것).

6. 간질도 광증도 없고 정신 작용만 아주 불완전한 것(이른바 백치라는 것인데, 조발성 치매증이 대개 여기에 속한다).

먼저 간질에 대해서 살펴보자.

간질은 발작할 때 신열이 있고 맥이 펄펄 뛰며 소리를 지른다. 흥분이 되거나 직사광선을 받거나 여러 사람이 우글거리는 곳에 가거나 불 앞에 오래 있거나 하면 발작하기 쉽다. 낮에 잘 발작하는 것은 양증이다. 그와는 달리 발작할 때 맥박이 늦고 가늘어지고, 소리를 지르지 않고, 무서움을 타거나 놀라고, 물가에 가거나 하면 발작되기 쉽고, 경련이 없는 대신에 그저 정신만 잃어서 의식이 몽롱해지거나 또는 자다가 흔히 발작하는 것은 음증에 속한다.

광증도 이와 비슷하게 나누어 볼 수 있다. 말이 많고 쾌활하고 몸의 움직임이 요란하고 큰 소리로 노래를 부르거나 폭행을 하고, 곧잘 화를 내거나 껄껄 웃고 질투 망상(의처증 같은 것), 과대 망상(나는 옥황 상제다, 무슨 산산신령이다 하는 등) 같은 망상증이 있으며 아무 일에도 겁내지 않고 극히 대담한 것은 양증이다.

이와 반대로 기분이 침울하고 별로 움직이지 않고 말도 없고 늘 원한을 품고 서러워서 울고 때로는 자살을 기도하며, 나는 얼마 안 있으면 죽는다,

누가 나를 뒤쫓고 있다, 나는 파산해서 알거지가 되었다 같은 공포 망상증이 있거나, 누가 밥에다 독약을 넣어서 나를 먹였다는 등의 중독 망상증이 있으면 음증이다.

이러한 정신병을 치료하려면 모든 증세를 정밀하게 관찰하고 장부학적(臟腑學的) 견지에서 어느 장기(臟器)에 무슨 이변이 있는가를 규명해서 각자의 체질과 증세에 맞도록 치료해야 한다.

장부의 음양

서양 의학과 한의학 사이에 장부(臟腑)에 대한 견해 차이가 있는데 서양 의학에서는 폐장·심장·비장·췌장·신장, 그 밖에 내분비 장기를 가리켜 장이라고 하고 한의학에서는 폐(肺)·심(心)·비(脾:비장과 췌장을 합해서 비라고 한다)·신(腎), 그 밖에 명문(命門)을 가리켜 장이라고 한다.

또 서양 의학에서는 위·소장·대장·담낭·방광, 그밖에 장기 사이의 막을 부(腑)라고 하는데 한의학에서는 위·소장·대장·담·방광, 그 밖에 삼초(三焦)를 가리켜 부라고 한다.

그리고 서양 의학에서는 해부와 실험에 의해서 장기의 구조, 장기 상호간의 연락 관계, 각 장기의 작용을 연구하는데, 한의학은 해부적 실험보다는 생리 현상을 계통별로 분류해서 그것을 통제하고 대표하는 장기를 정했다. 그래서 한의의 '심(心)'이라는 것은 서양 의학의 '심장'을 의미하는 동시에 심장의 모든 작용과 심장으로 인한 모든 현상을 표시하여, 한편으로는 추상적 의미를 지니고 있다. '신'의 경우에는 한의학에서 광범위한 의미를 갖게 되는데, 신장이라는 장기와 생식기 계통, 비뇨기 계통, 정력을 조절시키는 내분비 계통 전부를 통괄하는 것으로 본다.

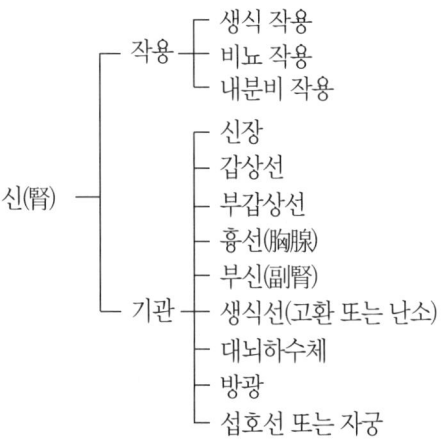

그 밖에 한의학은 장기의 연락 관계도 해부학상 연락 관계보다도 화학적 상호 관련, 즉 호르몬에 의해 영향받는 각 기관의 기능의 관계를 연구한다. 몇 가지 예를 들어보자.

갑상선을 떼어내면 물질 대사는 대개 감퇴되지만 함수 탄소의 동화 작용은 항진한다. 그런데 함수 탄소의 동화 작용이 항진한다는 것은 곧 췌장 기능이 왕성해진다는 것을 가리키는 것이다.

반대로 췌장을 떼어내면 일반 물질 대사는 항진되지만 함수 탄소의 동화 작용은 감퇴된다. 이 관계는 한의학에서 말하는 '흙이 물을 이긴다' 곧 '토극수(土克水)'에 해당한다. 췌장은 비(脾)에 속하므로 '토(土)'요, 부신과 갑상선은 '신(腎)'에 속하므로 '수(水)'로 볼 수 있다. '비'와 '신'의 작용이 서로 억제하는 것을 한의학에서는 '토극수(土克水)' 라고 한다.

　또 심장의 활동이 왕성하면 호흡은 곤란하고, 소화는 잘된다. 그 이유는 이렇게 설명할 수 있다. '심(心)' 은 '불(火)' 에 속하고 '폐(肺)' 는 '쇠(金)' 에 속하는데, 불과 쇠는 상극이어서 불이 쇠를 녹이므로 심장의 활동이 강해지면 폐의 활동이 약해진다. 그런데 오행설에 따르면 '불은 흙을 낳는다(火生土)'. 다시 말하면 불이 흙을 도와준다. '비(脾)' 는 '흙(土)' 에 속하므로 따라서 소화를 촉진해 주는 것이다. 그런데 생리적 기구는 실로 미묘해서 심장의 활동으로 인해서 피로해진 호흡기를 간접적으로 심장의 활동이 보충해 주는 측면이 있으니, 곧 '불' 은 '흙' 을 돕는데(火生土), 또 '흙' 은 '쇠' 를 도와서(土生金) '심' 이 '비' 를, '비' 가 '폐' 를 돕게 되는 것이다. 이것이 바로 '상생 상극(相生相克)' 의 원칙이다.

　폐병 환자가 초기에는 대개 식욕이 보통 사람 이상으로 왕성하고 소화가 잘되나 신열이 나고 심장이 항상 피로해서 힘든 일을 감당하지 못함은 이 원칙을 실제로 증명하는 것이다.

　또 한의학에서는 비(脾)와 위(胃), 간(肝)과 담(膽), 신(腎)과 방광(膀胱), 심

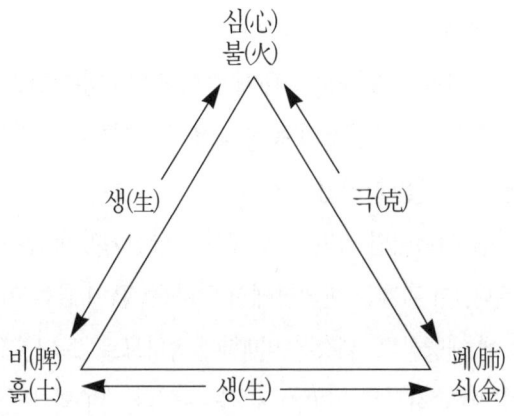

심(心)
불(火)

생(生)　　　　　　극(克)

비(脾)　　　　　　　　　폐(肺)
흙(土)　　━ 생(生) ━▶　쇠(金)

(心)과 소장(小腸), 폐(肺)와 대장(大腸)이 각각 음양으로 짝을 이루는 것으로 파악한다. 이때 다른 것은 크게 이상할 것이 없지만, 폐와 대장 그리고 심장과 소장을 한 짝으로 다루는 것은 이해가 잘 안될지도 모른다. 그러나 우리가 이들의 기능이 유사하고 작용이 서로 밀접한 연결 관계를 이루고 있음을 알면 이것은 쉽사리 이해될 수 있다. 우선 폐와 대장의 관계를 살펴보자.

폐는 탄산가스를 몸 밖으로 배출하고 대장은 대변을 배출한다. 또 폐는 수분을 발산하고 대장은 수분을 흡수한다. 그리고 폐는 공기를 호흡하고 대장도 때때로 가스를 배출한다(방귀). 그 밖에 폐에 열이 있으면 변비가 되고 폐의 활동이 약하면 설사가 난다.

다음에 심장과 소장의 관계를 살펴보면, 먼저 심장은 영양분을 온몸에 분배하고 소장은 영양분을 섭취한다. 그리고 심장은 정맥혈을 폐에 보내고 소장은 소장 안에 있는 내용물을 대장에 보낸다. 이것은 해부학상의 연락 관계보다 기능상 연락 관계를 한의학이 더 중요시하고 있다는 것의 좋은 본보기이다.

우리가 한의학 서적을 보면 간(담)은 목(木)에 속하므로 왼쪽에 있고, 폐(대장)는 금(金)에 속하므로 오른쪽에 있고, 비(위)는 토(土)에 속하므로 서남쪽에 자리잡고 있어서 역시 오른쪽에 있다(肝[膽]屬木而位左 肺[大腸]屬金而位右 脾[胃]屬土而寄位西南故亦在右 - 丹溪).' 와 같은 구절이 나오는데, 이런 말을 해부학에 바탕을 두고 해석하면 얼마나 비과학적인지 모른다. 간장은 오른쪽에 있는데 왼쪽에 있다고 하고, 폐와 대장은 오른쪽과 왼쪽에 다 있는데 오른쪽에만 있다고, 비장과 위는 왼쪽에 있는데도 이것을 오른쪽에 있다고 하니 말이다.

그러나 여기에서 오른쪽이니 왼쪽이니 하는 것이 장기의 해부학상의 위치를 가리키는 것이 아니고 장기의 생리적 반응이 나타나는 부위를 가리키는 것이라는 사실을 알면 이런 의문은 쉽사리 해소될 수 있다.

　우선 두통을 예로 들어보자. 상습적 두통은 대개가 소화 불량에서 오는 것인데, 식사가 끝난 2, 3시간 뒤에 가장 심하다. 아픈 곳을 같은 힘을 주어 지압하면 누구든지 오른쪽이 더 아프다고 하고, 어떤 사람은 누르지 않아도 자각 증세로 오른쪽이 더 아프다고 말한다. 이것이 곧 편두통인데 편두통의 대부분은 오른쪽 편두통인 것을 웬만큼 주의하면 누구나 쉽게 알 수 있다.

　또 견비통(肩臂痛)을 예로 들면, 대개의 견비통이 상습 변비와 상습 설사, 곧 대장에 탈이 났을 때 나타난다. 이것은 오른쪽 어깨와 오른쪽 팔이 더 아프다.

　장과 부는 저마다 기능이 다르지만, 각 장과 부에 공통된 다른 점을 들면 다음과 같다.

　첫째로, 장은 날 때부터 죽을 때까지 목숨이 붙어 있는 동안에는 쉴 사이가 없다. 심장·폐장뿐만 아니라 비장·간장·신장 역시 모두 마찬가지다. 마치 우리의 가정 생활에 여자가 맡은 일처럼 밖에서 볼 때는 있는지 없는지조차 모르지만 음식 만들고 청소하고 세탁하고 자녀를 기르고 해서 하루도 쉴 날이 없는 것과 같은 이치다. 바깥 주인은 하루 이틀쯤은 멀리 떠나거나 앓아 누워도 특별한 경우가 아니라면 가족 전체의 생활에 직접적으로 큰 영향이 없지만 주부의 경우에는 어디로 가거나 아파서 누우면 단 하루라도 전 가족의 생활에 큰 곤란이 따른다.

　장이 이렇게 쉴 새 없이 움직이는 것과는 달리 부는 일이 없을 때는 쉬고 필요한 때만 힘들여서 일한다.

　위는 음식이 들어오면 힘들여 일해서 그 내용물을 소장에 보낸 뒤에는 다시 음식물이 들어올 때까지 쉰다. 소장·대장·방광·담낭 역시 모두 마찬가지다.

둘째로, 장보다 부가 밖에서 보기에 또는 자각적으로 그 존재를 알기가 쉽다.

셋째로, 장은 그 반응이 전부 구부리는 근육 쪽에 나타난다.

오장 중에 그 존재를 가장 알기 힘든 것이 신장이고 가장 알기 쉬운 것이 심장이다. 신장은 해부를 해 보지 않으면 있는지 없는지 알 수 없지만 심장은 왼쪽 젖가슴 아래에서 항상 동작하는 것을 살필 수 있다. 놀라거나 하면 가슴이 두 방망이질하는 것을 느낄 수 있는 것도 이 때문이다. 그러므로 심은 음 가운데 양인 장(陰中之陽臟)이요, 신은 음 가운데도 음인 장(陰中之陰臟)이다.

오부 중에도 그 존재를 가장 알기 힘든 것은 담낭이고 가장 알기 쉬운 것은 소장이다. 담낭은 해부해 보지 않으면 도저히 있는지 없는지 알기 힘들지만 소장은 복통이 있든지 할 때는 어린애도 그 동작을 관찰할 수 있을 정도다. 그러므로 소장은 양 가운데도 양인 부(陽中之陽腑)이며, 담낭은 양 가운데 음인 부(陽中之陰腑)이다.

경락의 음양

경락(經絡)에 대해서는 다음에 나오는 경락편에서 자세히 말하겠지만, 여기서는 그 음양의 구분만 언급하려고 한다.

인체 내부의 변동은 반드시 바깥쪽에 반응되는데 각 장기에 소속된 특정한 몸 표면의 반응 부위를 경락이라고 한다.

먼저 육부(六腑)의 경락을 살펴보면, 위·소장·대장·담·방광·삼초를 일컫는 육부의 경락은 모두 뻗는 근육 쪽에 자리잡고 있다.

소장에 이상이 있을 때 반응이 나타나는 소장 경락은 새끼손가락의 뻗는 쪽에 있으며, 대장 경락은 둘째손가락의 뻗는 쪽에 있다.

위 경락은 둘째발가락의 뻗는 쪽에 있으며 담 경락은 넷째발가락의 뻗는 쪽에 있다.

방광 경락은 새끼발가락의 뻗는 쪽에, 그리고 삼초 경락은 넷째손가락의 뻗는 쪽에 자리잡고 있다.

부는 앞서 말한 대로 일이 있을 때만 움직이고 일이 없을 때는 쉰다.

다음에 육장(六臟)의 경락을 살펴보자.

육장은 폐·심·간·비·신·명문을 이름이다. 이 경락은 모두 구부러지는 근육 쪽에 있다.

폐에 이상이 있을 때 나타나는 폐 경락은 손의 엄지손가락 구부러지는 쪽에 있으며, 심 경락은 새끼손가락의 구부러지는 쪽에 있다.

비 경락은 발의 엄지발가락 위쪽 구부러지는 쪽에 있고 간 경락은 엄지발가락 옆쪽 구부러지는 쪽에 있으며 신 경락은 발바닥 구부러지는 쪽에 있다.

그리고 명문 심포(命門心包) 경락은 손의 셋째손가락 구부러지는 쪽에 자리잡고 있다.

앞에서도 말한 바와 같이 장은 생명이 유지되는 동안에는 잠시도 쉬지 않고 늘 일한다.

맥동의 음양

맥(脈)에 대해서는 다음에 나오는 맥편(脈篇)에 자세히 설명하겠으므로 여기에서는 극히 간단하게 맥에도 음양의 구분이 있다는 것만 말하겠다.

사람의 몸에서 맥이 뛰는 것을 관찰할 수 있는 곳은 여러 군데이다. 동맥 혈관이 비교적 크고 동맥 혈관과 몸 표면의 거리가 가장 가까운 데에서는 대체로 맥이 뛰는 것을 느낄 수 있다. 그러나 그 중에서도 특히 맥을 분명히 느낄 수 있는 곳이 목(頸) 동맥과 손과 팔이 잇대어 있는 관절 부분에 자리 잡고 있는 요골 동맥(橈骨動脈)이다. 한의학에서는 목 동맥을 '인영(人迎)' 이라고 부르고 요골 동맥을 '기구(氣口)' 라고 부른다.

서양 의학에서나 한의학에서나 다같이 맥이 뛰는 것을 기구에서 살펴보는 것은 그 자리가 맥의 변화를 가상 잘 알 수 있기 때문이다.

한의학에서는 기구의 맥만 가지고도 오장 육부의 병을 다 알 수 있다고 한다. 기구는 폐경맥 선상에 있는데, 엄지손가락 쪽 팔목 굽어지는 곳에서 자기 손가락 한두 개의 폭과 거의 같은 거리에서 찾으면 된다. 이 기구를 다시 '촌(寸)' '관(關)' '척(尺)' 의 세 부위로 나누어 오른쪽과 왼쪽을 합해서 '육맥(六脈)' 이 되는 것이다.

사람의 체질이 모두 같지 않으므로 맥이 뛰는 모습도 천차 만별일 것이다. 그러므로 이미 한의학적으로 이름을 붙인 맥의 종류만 해도 상당히 많지만 크게 나누면 부침(浮沈), 대미(大微), 활색(滑濇), 삭지(數遲)에서 벗어나지 않는다.

① 부맥(浮脈) : 손을 누르지 않고 피부에 가볍게 손을 대기만 해도 맥의 움

직임을 느낄 수 있는 것.

② 대맥(大脈) : 맥이 폭넓게 뛰는 것.

③ 활맥(滑脈) : 새 기계에 기름을 친 것처럼 맥의 움직임이 매끄럽고 부드러운 것.

④ 삭맥(數脈) : 맥이 보통 사람보다 빨리 뛰는 것. 어른의 보통 맥박 수가 1분에 70회라고 하면 체질에 따라서 다소간 차이는 있으나 80회 이상은 모두 삭맥으로 보아야 한다.

이상의 맥은 모두 양에 속하는 맥이다.

① 침맥(沈脈) : 손을 가만히 대서는 맥이 뛰는 것이 느껴지지 않고 꾹 눌러야만 비로소 맥을 알 수 있는 것.

② 미맥(微脈) : 맥의 폭이 아주 좁고 가늘어서 있는 듯 없는 듯한 것.

③ 색맥(濇脈) : 녹슨 기계처럼 움직임이 매끄럽지 못하고 꺽꺽해서 걸리는 것 같은 것.

④ 지맥(遲脈) : 맥박수가 보통 사람보다 적은 것. 1분에 60회 이하이면 지맥으로 보아야 한다.

이상의 맥은 모두 음에 속하는 맥이다.

약성의 음양

한의 약리학(漢醫藥理學)의 기초 이론은 기미론(氣味論)이다. 기(氣)는 약의 성질을 뜨거운 것(熱), 따뜻한 것(溫), 보통인 것(平), 서늘한 것(冷), 찬 것(寒)으로 구분하는 것이며, 미(味)는 미각을 자극하는 약의 매운맛(辛)·단맛(甘)·신맛(酸)·짠맛(鹹)·쓴맛(苦)으로 분간하는 것이다.

그러면 무엇을 뜨겁다(熱)고 하고 무엇을 차다(寒)고 할까?

예를 들면 꿀이나 소주나 대추 같은 것은 얼음에 채워서 먹어도 속이 덥고 체온을 돋구는데, 배나 수박은 데워서 먹어도 속을 식히고 설사가 나기 쉽다.

이로써 꿀이나 소주나 대추는 따뜻한 것임을 알 수 있고 배나 수박은 찬 것임을 알 수 있다. 앞의 것은 약성(藥性)이 양이고, 뒤의 것은 약성이 음이다.

또 매운맛은 양이요, 쓴맛은 음이다.

매운맛(辛)은 맛이 짙고 극렬한 것이니 '신향성(辛香性)'이라는 것은 자극성·흥분성·방향성(芳香性)을 의미하는 것이다. 고추·후추·겨자·마늘 같은 것이 모두 매운맛을 가졌다. 이런 것을 지나치게 많이 먹으면 그 자리에서 얼굴이 화끈 화끈 달아오르고 땀이 쭉 난다.

쓴맛을 가진 약은 음성약이다. 씀바귀·너삼·익모초 같은 것이 여기에 속한다.

우리가 매운 것을 먹을 때는 입을 딱 벌려서 하하 하면서 매운 기운을 속히 위로 발산시키려고 하며 쓴 것을 먹은 때는 상을 찡그리며 자꾸 침을 삼켜서 속히 아래로 내려보내려고 하는데, 이 때문에 '신온승산(辛溫升散)' '고한강하(苦寒降下)'는 늘 붙어 다니는 말이다. 땀내는 약이나 흥분제에는 매운맛이 안 끼는 법이 없고 설사약이나 안정제는 반드시 쓴맛을 띤다.

위에서 간단히 기미(氣味)에 관해서 말했으나 실제로는 한약은 한 가지 성질만 가진 것이 아니라 한 가지 약이 여러 가지 성질을 한꺼번에 가진 일이 많아서 그 복잡함은 이루 말할 수가 없다.

이와 같이 한없이 복잡한 것이 한약, 곧 유기성 약물의 특징이다. 거기에 한약의 가치가 있고 불가사의한 효력도 있는 것이다.

그럼에도 불구하고 요즈음에 서양 의학을 공부하는 사람들은 늘 한약에서 유효한 한두 가지 성분만을 추출해서 쓰려고 하고, 또 그렇게 하는 것이 옳다고 고집하는 일이 많다.

유기 화학이 아직 유치한 단계에 있는 오늘날, 그렇게 하는 것이 가능하지도 않을 뿐만 아니라 한편으로 생각하면 현대 의학의 한 병폐라고도 볼 수 있다.

분석은 종합을 전제로 한 분석이라야 하는데 분석 과학 시대인 현대에 와서는 분석은 분석 그 자체만을 위한 것이 되고 마는 경우가 종종 있어서 종합을 전혀 염두에 두지 않는 일이 많다.

가령 인삼을 대단히 좋은 약이라고 하자. 인삼 속에는 여러 가지 성분이 있어서 그 중에는 혈액 순환과 호흡 작용을 돕는 것도 있고, 소화 기능을 돕는 것도 있고, 생식 기능을 돕는 것도 있다고 추측된다. 그러므로 심장이면 심장, 위면 위, 한 장기에만 유효한 성분을 추출해 가지고 그것으로 인삼의 작용과 효과를 논할 수는 도저히 없는 것이다. 그 밖에 다른 유효 성분이 없다고 잘라 말할 수 없고, 만일에 있다고 치면 그로 말미암은 효과는 어디에서 구하며, 따라서 종합은 어떻게 이루어질 것인가?

차라리 기미론에 의하여 인삼의 종합적인 효과를 논하는 것이 더 타당할 것이다.

인삼을 기(氣)로 따질 때는 약간 따뜻하고(微溫), 맛으로 따질 때는 쌉쓰름하고(微苦) 달착지근하며(微甘) 담백하다. 색깔로 따질 때는 수삼(水蔘)의 경우에는 황색이고 백삼(白蔘)의 경우에는 흰색, 홍삼(紅蔘)의 경우에는 붉은색이 난다.

인삼은 매운맛이 없고 따뜻한 기운이 있기 때문에 술이나 자극성 양념처럼 흥분에 의해서 일시적으로 체온을 증진시키는 것이 아니라 평온하게 양기를 도와서 생리적 기능을 활발하게 하여 체온이 부족한 사람의 체온을 높여 준다.

그리고 인삼이 가진 쌉쓰름한 맛은 심장의 흥분과 피로를 치료해 준다. 쌉쓰름한 맛이 있기 때문에 순하고 무리가 없게 허약한 사람의 피로로 인한 발열(發熱)을 내리게 하는 것이다.

또 인삼이 가진 달착지근한 맛은 소화기에 작용하여 영양을 북돋아 주고 담백한 맛은 신 경락 곧 생식기 계통의 작용을 조정한다. 인삼의 색깔 가운데 황색 성분은 비장에 작용하고 흰색 성분은 폐장에 작용하며 붉은색 성분은 심장에 작용한다.

이 여러 가지 성분이 혼연 일체가 되어서 각 장기에 동시에 작용하여 전체적으로 건강을 증진하는 종합적 효과를 나타내는 것이다.

인삼은 이와 같이 다른 어느 한약에서도 볼 수 없는 구비된 성질을 가졌으므로 허약한 사람에게는 이보다 나은 약이 없다고 할 징도이다.

또 인삼은 열이 지나치게 많은 사람은 열을 내리게 하고, 열이 부족한 사람은 체온이 올라가게 한다. 그뿐만 아니라 설사하는 사람은 설사를 그치게 하고 변비가 있는 사람은 대변이 잘 나오도록 하기도 하고, 소변을 잘 못 보는 사람에게는 오줌 누기 쉽게 하고, 오줌을 자주 누는 사람에게는 오줌 보는 횟수를 줄여 준다.

인삼뿐만 아니라 다른 약의 경우에도 한약은 한쪽으로만 작용이 제한되어 있지 않고 여러 방면으로 작용해서 생리 작용의 과부족이 없도록 조절하고 정리해 준다.

사과가 변비도 고치고 설사도 고치는 것은 이러한 다면적인 작용의 사소한 예에 불과하다.

동작·형태·수의 음양

동작에도 음양의 구분이 있으니 뻗어 나가고 펼쳐지는 것은 양이고 구부러지고 움츠러드는 것은 음이다. 더울 때 네 활개를 쭉 펴고 추우면 사지를 오그리며, 자신 만만할 때는 가슴을 펴고 겁날 때는 몸을 오그린다. 이것을 병의 증세에도 관찰할 수 있으니, 양증은 대개 사지를 펴고 음증은 대개 오그린다.

같은 통증이라도 쥐어짜는 것 같이 아픈 것은 찬 통증(寒痛)이고 화상을 당한 것처럼 아픈 것은 뜨거운 통증(熱痛)이다. 구역질은 횡격막의 경련증이니 역시 찬 것이 원인이다.

형태에도 음양의 구분이 있으니 둥근 것은 양이요, 모난 것은 음이다.

양은 동적이고 음은 정적인데, 원은 고정되지 않고 늘 움직이기 쉬우나 모난 것은 안정되어서 움직이기가 어렵다.

여기에서 동양의 우주론에 나오는 천원 지방설(天圓地方說)을 한 번 살펴보기로 하자. 이 말을 대개 하늘은 둥글고 땅은 네모나다는 것으로 해석해서 옛 동양인들의 무지의 소치로 돌리고 있으나, '지(地)'가 반드시 지구를 의미한다고 보아서는 안된다.

천지(天地)·건곤(乾坤)·상하(上下)·동정(動靜)·원방(圓方)·음양(陰陽)은 크게 보아 같은 테두리에 드는 말이다. 따라서 '천원지방'이라는 말은 '양은 둥글고 음은 모나다(陽圓陰方)'라는 말과 같고 '하늘은 움직이고 땅은 가만히 있다(天動地靜)'는 것과 같은 말이다. 위는 하늘이요, 아래는 땅이다. 위는 양이고 아래는 음이다. 지면은 평평해서 안정할 수 있고, 창공은 둥글게 보이며 안정성이 없다.

물체의 존재는 우리의 감각을 통해서 인식되는 것이므로 우리의 관찰을 통해서 지면을 평면으로 보는 것이 결코 불합리할 까닭은 없다. 엄격한 의미에서 말하자면 수평선이라는 것도 비과학적이요, 두 수직선이 평행을 이룬다는 것도 부정확한 소리다.

'원' 은 곡선을 의미하고 '방' 은 직선을 의미한다. 땅이 모나다는 것은 지면이 평면이라는 것이지 지구 전체를 의미하는 것은 아니다. 더욱이 위아래라는 것을 생각해 볼 때 0도의 경선(經線) 위에서 본 아래위와 180도의 경선 위에서 본 아래위는 방향이 정반대가 될 것이다. 그러면 아메리카의 위아래는 옳고 아시아의 위아래는 그르다는 말인가? 그런 것이 아니요, 모든 것이 상대적이다.

아시아에서는 아시아의 위아래가 옳고 아메리카에서는 아메리카의 위아래가 옳다. 그러므로 하늘·땅·위·아래·동·서라 하는 것이 모두 일정 불변한 것이 아니요, 상대적으로 장소에 따라 자꾸 변하는 것이기 때문에 '천원지방' 이라고 할 때 땅으로서 일정한 존재인 지구라는 천체를 표시한다고 해석하는 것은 무리한 일이다.

인체에도 천원지방이라고 할 수 있는 것이 있으니, 위는 둥글고 아래는 평평하다. 곧 머리는 원이며 발은 방이다. 위는 양이며 발은 음이다. 그러므로 양증은 상체에 나타나고 음증은 하부에 나타난다.

여담을 하나 하자면, 남성미는 직선으로 표시되고 여성미는 곡선으로 표시되는데, 수소의 뿔은 곧고 암소의 뿔은 굽은 것으로 보아 그럴 듯한 일이다. 실제로 육체의 선이 그렇기 때문이다. 곡선은 양이며, 직선은 음이다. 그런데 남자는 양이요, 여자는 음이다. 남자는 양이기 때문에 직선 곧 음으로 조화시키고 여자는 음이기 때문에 곡선 곧 양으로 배합한 것이다.

수에도 음수와 양수가 있으니 홀수(1, 3, 5, 7, 9)는 양수요, 짝수(2, 4, 6, 8, 10)는 음수이다. 그러면 왜 홀수는 양수이고 짝수는 음수일까? 양은 동(動), 음은 정(靜)이다. 동은 고정되어 있지 않고 정은 고정되어 있다. 그런데 수에서 가장 고정되어 있지 않은 수는 순환 소수요, 순환 소수에 공통된 것은 나누는 수가 반드시 홀수거나 홀수를 약수로 가진 수라는 것이다. 1, 2, 4, 5, 7, 8을 3으로 나누면 모두 순환 소수가 되고, 1, 2, 3, 4, 5, 6, 8, 9를 7로 나누면 모두 순환 소수가 된다. 11, 13, 17, 19, 23의 경우에도 마찬가지다 (1÷3 = 0.333…, 2÷3 = 0.666…, 5÷3 = 1.666…).

또 《주역(周易)》에 원 둘레는 지름의 3배이며, 바른 네모는 지름의 4배라는 말이 나온다. 현대 수학에서는 원주율(圓周率)이 지름의 3.1416배라는 것과 바른 네모꼴의 둘레가 한 면의 4배라고 한다. 이로써 원은 양이고, 원주율은 양수이며, 네모는 음이고, 그 면의 수도 음수임을 알 수 있다.

이번에는 남자와 여자의 성생활 기간과 나이의 관계를 살펴보자.

사람이 성생활을 하는 기간이 얼마간의 예외는 있으나 대개 일정한데 여자는 열 네 살에서 마흔 아홉까지요, 남자는 열 여섯 살에서 쉰 여섯 살까지다. 여자는 월경이 시작되는 때부터 월경이 중지되는 때까지로 그 기간이 분명하고 남자는 열 여섯 살이 되면 이성에 대한 관념이 획기적으로 바뀐다는 것을 알 수 있다.

여자는 일곱 살을 발육의 단계로 하고 남자는 여덟 살을 발육의 단계로 한다. 여자는 2×7 = 14, 곧 열 네 살에 월경이 시작되어서 7×7 = 49, 곧 마흔 아홉 살에 월경이 끝난다. 그러므로 50세가 넘어서 아이를 낳는 여자는 거의 없고 마지막 월경이 끝나는 때 가서 밴 아이가 속칭 '쉰둥이'이다.

아무튼 우연이라고 하더라도 14라는 수와 49라는 수가 모두 7의 배수인 것은 틀림없는 사실이다. 우연과 필연의 차이점은 그 이치를 알고 모르는 것에 달려 있을 뿐이다. 우연한 현상이라고 하더라도 그것이 보편 타당성을 지녔다면 그 속에 어떤 법칙이 숨어 있다고 보아야 한다.

여자는 음(小陰)이요, 7(小陽數)은 홀수 곧 양수(陽數)이기 때문에 음에 양으로 조화시킨 것이요, 남자의 양(小陽)에 8(小陰數)의 음수로서 배합한 것이다.

《소학(小學)》에 '남녀 칠세 부동석(男女七歲不同席)' 이라는 말이 있다. 이 일곱 살이라는 것이 결코 무의미하게 정해진 것이 아니다.

여자가 일곱 살이 되면 막연하게 이성간의 관계를 감지한다고 한다. 곧 일곱 살이 되면 수치를 느끼게 되는데 이것은 막연한 성욕을 느끼기 때문이라는 것이다. 아무튼 일곱 살이 발육상 한 전환기인 것만은 사실이다.

여자가 일곱 살이 되면 대체로 다음과 같은 심리적인 변화를 겪는 것이 일반적인 것 같다.

① 부끄러움을 느낀다.

② 옷에 신경을 써서 발가벗거나 생식기 부분을 보여 주는 일이 없다.

③ 아름다움에 예민해져서 고운 옷과 몸 맵시와 화장에 관심을 갖는다.

④ 결혼과 부부 관계를 어렴풋이 이해한다.

그리고 남자가 여덟 살이 되면 다음과 같은 변화를 겪는다.

① 우악스럽고 대단히 불량해진다.

② 장난을 많이 하고 동무와 싸움을 잘하고 말을 잘 안 들어 아주 밉살스럽게 군다.

③ 여자를 멸시하는 생각이 강해져서 말할 때도 '여자들이 뭘' 하는 소리를 잘하고 아주 건방지게 군다.

이때 남성의 특징이 분명하게 드러나는 것이다.

또한 옛날부터 '이팔청춘' 이라는 말이 있는데 이것은 오랫동안에 걸친 경험에서 나온 말이지, 허투루 내뱉는 말이 아니라는 것은 저마다 과거를 회상해 보아도, 또 그 나이 또래의 사내애들을 보아도 알 수 있을 것이다.

남자가 열 여섯 살이 되면 누가 어느 날 꼬이기라도 한 듯이 갑자기 이성에 대한 동경이 강해진다. 이 시기에 처음으로 타오르는 열정이 순진하고 아름답고 강렬하기 때문에 이팔 청춘을 많이 노래한 것이다. 이것으로 보아 열 여섯 살이 남자의 발육에 한 획기점이 된다는 것을 누구나 인정할 것이다.

그러면 쉰 여섯 살에 남자가 성생활을 마친다는 것은 어떠한가? 이제까지의 습관이 성생활을 될 수 있는 대로 비밀에 붙이려고 하고 나이든 사람은 감정의 표시를 잘하지 않기 때문에 여기에 대해서는 일반적으로 확실한 판단을 내리기가 곤란하나, 대체로 쉰 여섯 살이 넘으면 성행위가 대단히 부진해진다는 것은 사실이다.

음양의 상대성

음이니 양이니 하는 것은 모두 상대적이다. 절대적인 양도 없고 절대적인 음도 없다. '가' 는 '나' 에 대해서는 음이 되어도 '다' 에 대해서는 양이 될 수 있다. 이 음의 성질과 양의 성질을 얼마만큼 지니고 있느냐에 따라 온갖 사물의 차이가 생기는 것이다.

음의 성질을 전혀 갖지 않은 것도 없고 양의 성질이 하나도 없는 것도 없으므로 음 가운데 다시 양이 있고 양 가운데 다시 음이 있다는 것이 그 말이다.

우리는 다음과 같이 모든 물건의 성질을 비교하여 상대적으로 음양을 구분할 수 있다. 그것을 거듭하여 한없이 세분할 때 그 수는 기하 급수적으로 무한히 늘어날 것이다.

음양의 상대성을 모르고는 음양 이론을 충분히 이해할 수 없으며, 음양 이론을 이해하지 못하고는 한의학의 원리를 이해할 수 없다.

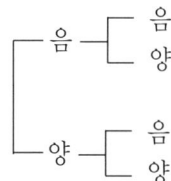

이 관계는 어디서나 볼 수 있다.

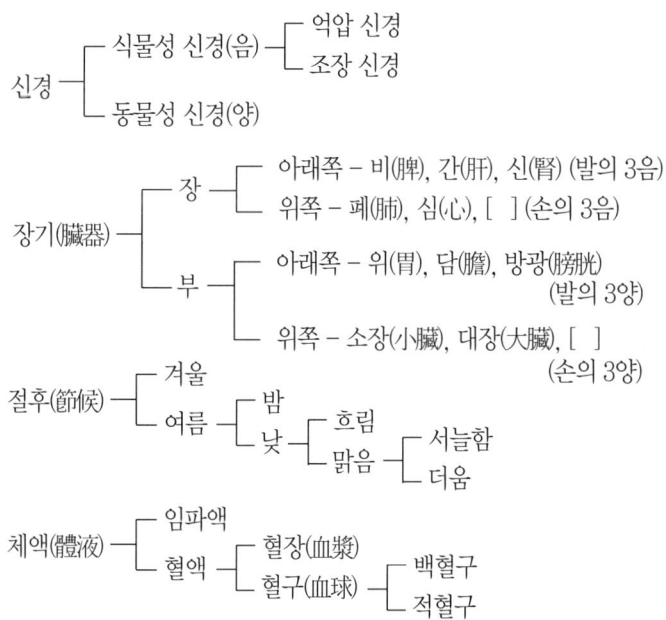

호르몬과 신경

우리 생명의 중추는 신경이 맡고 있다. 뇌가 근원이 되고 척추가 큰 흐름이 되어 온몸에 가지를 쳐서 내장과 골격에는 말할 것도 없고 피부의 전면을 덮어서 낱낱의 세포에까지 전류와 같은 생명의 파동을 흘려보낸다.

인체의 신경 계통을 국가의 전신망(電信網)의 완벽한 상태와 비교하면 거의 틀림없을 것이다. 그리고 혈관 계통을 교통·운수·우편망으로 보는 것이 좋고, 이 기관을 이용하여 간접적으로 보고·청원·요구·의뢰 등을 서류로 발송하거나 사람을 파견하는 것이 호르몬이다.

사람이 살아 있다는 것은 바꾸어 말하면 생활을 영위하고 있다는 것이다. 생활을 영위한다는 것은 잠시도 쉬지 않고 끊임없이 신진 대사를 행한다는 것이다. 생명은 신진 대사가 없이는 존속할 수가 없으며, 이 신진 대사를 조절하는 것은 신경과 호르몬(내분비)과 그 밖의 자극 물질이다.

그러면 호르몬이란 무엇일까?

신체 조직은 상호간에 여러 가지 관련을 맺고 있다. 이 연관 관계를 통일하고 조절하는 데 중요한 두 가지 방식이 있으니 그 하나가 화학적 물질에 의해서 영위되는 상호 연관이다.

신경적 상호 연관이 있다는 것은 신경 조직의 해부학적 연락에 바탕을 두고 '가' 장기가 '나' 장기에 영향을 미치는 것으로써 알 수 있다. 예를 들면 대뇌의 한 부분에 자극을 주면 골격 근육의 수축이 일어난다.

또 화학적 상호 연관이 있다는 것은 신경 조직의 힘을 빌지 않고 체액(혈액이나 임파액)의 매개에 의해 특수한 화학 물질이 격리된 부분에 운반되어서 화학 작용을 일으키는 것으로 보아 알 수 있다.

위에 있는 내용물이 십이지장에 이르러 췌액과 담즙의 분비를 촉진하는 것은 신경 작용이 아니고 화학 작용이다. 산성 위 내용물이 십이지장의 점막에 작용해서 세크레틴이라는 물질이 형성되어 곧 흡수됨으로써 피에 섞여 돌아서 췌장과 간장에 이르러 상피(上皮) 세포를 자극하여 분비를 촉진하는 것이다. 이때 심부름꾼이 되어 우선 췌장과 간장에 분비하라는 명령을 전달하는 것은 세크레틴이다.

이와 같이 일정한 신체 조직 또는 장기에 작용하는 특수한 화학물질을 호르몬이라고 부른다. 그리고 이 호르몬의 생성 기능을 내분비라고 한다. 온몸의 산화 기능의 생산물인 탄산은 몸 밖으로 배설되어야 할 해로운 폐물이다. 그러나 동시에 탄산은 호흡을 조절하는 아주 유용한 역할도 한다. 곧 혈액 중에 일정한 양 이상의 탄산이 쌓이면 그 탄산이 호흡 중추를 자극하여 호흡 운동을 자주 깊숙이 해서 산소 결핍을 알리는 조직에 산소를 공급하는 것이다. 이때의 탄산은 일종의 호르몬이라고 할 수 있다.

임신을 하면 젖샘(유선)이 부풀어서 젖을 분비한다. 전에는 이것을 신경의 작용으로 돌렸으나 젖샘과 생식기와의 신경성 연결을 끊거나 (집토끼 실험), 또는 젖샘을 끊어내서 귀 쪽에다 이식을 해도 (모르모트 실험) 임신을 하면 역시 젖샘이 부풀어서 젖을 분비한다는 사실이 밝혀졌다. 이것으로써 젖샘과 생식기 사이에 신경성 연관이 없다는 것이 증명된 셈이다. 또 아직 임신하지 않은 집토끼에게 같은 동물의 난소나 태반, 자궁 점막, 또는 태아에서 뽑아낸 물질을 주사하면 역시 젖샘이 부풀어오르고 젖이 나오는 것을 볼 수 있다.

인간에게서도 비슷한 예를 찾아볼 수 있다. 한데 달라붙은 여자 쌍둥이의 한쪽이 임신해서 정상적인 분만을 했는데, 다른 쪽에서는 임신을 하지 않았는데도 불구하고 젖이 분비되었다는 보고가 있다. 이것은 달라붙은 쌍둥이는 공동의 혈액에서 영양을 받으므로 한쪽의 임신한 쪽에 생성된 자극 물질, 곧 호르몬이 피를 타고 돌아서 다른 쪽 여자의 젖샘을 자극해서 젖의 분비를 촉진한 것으로 보아야 한다.

이것을 우리의 통신 관계에 견주면 다음과 같다.

젖샘 귀하

여기에 아기가 생겼으니 귀하께서는 젖을 준비해 주십시오.

생식기 올림

이런 통지서를 혈액에 부치면 혈액은 순환하면서 젖샘을 찾아 돌아다니다가 어디든지 가서 젖샘에게 전달하는 것이다.

호르몬 곧 내분비액은 직접 그 존재를 증명하기는 어렵고 한두 가지 예외를 빼놓고는 임상적 병리 해부적 관찰 또는 인체 및 동물에 행한 실험에 바탕을 두고 특수한 분비액의 존재를 추측하고 간접적으로 그 존재를 증명하는 데 그친다. 비록 호르몬의 범위가 확실히 정해진 것은 아니지만 다음과 같은 사실로써 그것이 있다는 것만은 증명될 수 있다.

첫째, 갑상선을 예로 들자면, 갑상선의 기능이 떨어지면 뼈의 발육 불완전, 피부의 영양 장애, 생식기의 발육 불완전, 지적 능력의 결함(백치), 물질 대사의 감퇴, 체온이 내리는 등의 변화가 생긴다.

또 갑상선의 기능이 항진되면 갑상선 종대(腫大), 물질 대사 항진, 체온의 상승, 정신 작용의 민활로 인한 이상 흥분 같은 현상이 나타난다.

둘째, 생식기를 예로 들자면, 어렸을 때 고환(睾丸)이나 난소(卵巢)를 떼어내면 남자는 지방 조직의 발달 과잉, 수염·겨드랑이 털·음모의 발육 불완전, 생식기 발육 불완전, 뼈 발육 이상 등이 생기고 여자는 자궁 위축·월경 폐지가 되고 남자나 여자나 다같이 성격이 변하게 된다.

셋째, 부신(副腎)에서 분비하는 아드레날린은 그 화학적 구성까지 밝혀져 있다.

이 밖에도 부갑상선·흉선·대뇌하수체·췌장 등의 분비에 대한 실험 보고가 있다.

이처럼 호르몬이 있다는 것을 미루어 짐작할 수 있을 뿐만 아니라 그 밖에도 아직 모르는 여러 종류의 호르몬이 있고 분비선이 있을 것이라는 짐작을 할 수 있다.

한의학은 일종의 호르몬 조절 의학이라고 할 수 있다. 호르몬의 종류가 많고 호르몬의 작용이 복잡하겠지만 한 마디로 뭉뚱그려서 말하자면 조정하는 힘과 억압하는 힘 두 가지로 나눌 수 있으니 이 두 힘이 곧 음과 양이다.

음양이 조화되면, 다시 말해서 호르몬에 의한 생리직 조절이 유지되면 곧 건강 상태에 있다.

반대로 음양이 조화를 이루지 못하여 내분비에 이상이 생기면 신체에 일정한 병적인 변화가 일어난다.

이 병적 변화를 관찰하여 어느 내분비 계통에 이상이 있다는 것을 판정하는 것이 허실설(虛實說)[징후학]이요, 내분비 장기 상호간의 억제 (췌장과 갑상선 관계 같은 것)와 촉진 (갑상선과 부신의 관계 같은 것) 관계를 규명한 것이 상생 상극설이요, 약에 의해서 내분비 이상을 조절하는 것이 기미론 (약성학, 처방학)이다.

허실은 증후편에서, 상생 상극은 장부편에서, 기미는 약리편에서 좀더 자세히 설명하겠다.

음양이 조절되지 않는 까닭

한의학에서는 진음(眞陰)과 원양(元陽)이라는 것이 크게 중요하나 이해하기는 무척 힘든 개념이다.

진음과 원양은 한 마디로 말하자면 생명의 힘이다. 바꾸어 말하자면 신경과 호르몬의 상호 작용에 의해서 모든 생리적 조절이 유지되고 적당한 신진대사가 이루어지게 하는 무형적 힘을 원신(元神)이라고 하고, 그것을 두 측면으로 갈라서 원양과 진음이라고 부르는 것이다.

음양에는 형체가 있는 것과 형체가 없는 것이 있는데, 이제까지 설명해 온 음양은 형체가 있는 음양이다. 그러면 형체가 없는 음양 곧 원양과 진음은 어떻게 해서 알 수 있는가? 그것은 다음과 같은 생리 작용에 의해서 미루어 짐작할 수밖에 없다.

형체가 있는 음양은 서로 대립되어서 어느 한쪽이 성하면 다른 한쪽이 쇠하고, 어느 한쪽이 생기면 다른 한쪽은 스러진다.

그러나 형체가 없는 음양인 진음과 원양은 오로지 생명을 위해서 서로 타협하고 조화를 이룬다.

이를테면 열이 지나칠 때는 찬 것을 요구하고 음식물도 열을 내리게 하는 음식물을 요구하는데 이것은 생리상의 필요에 의해 원양이 발열을 시키고, 한편으로는 원음이 그 열이 지나치지 않도록 또는 그 발열의 원인을 제거할 음식물을 요구하도록 조절하기 때문이다. 몸에 열이 부족할 때는 이와 반대되는 현상이 일어난다.

또 몸에 열이 지나칠 때는 들숨이 약하고 날숨이 강해진다. 이것은 산소의 공급을 줄여서 몸 안의 연소 작용을 억제하기 위한 것이다.

다시 말하자면 들숨을 약하게 하고 이미 왕성한 연소 작용에 의해서 산출된 탄산을 속히 몸 밖으로 배출하는 동시에 숨을 내쉴 때 다량의 증기 발산에 의해 열을 내리게 하려고 날숨을 강하게 하는 것이다. 이것은 진음의 작용이다.

반대로 들숨이 강하고 날숨이 약한 것은 원양의 작용이다. 어린애는 모두 들숨이 강하고 날숨이 약하다.

그 이유는 어린애는 적극적으로 성장하고 발육하기 때문에 원양이 작용하기 때문이다.

또한 노쇠기에 들숨이 강하고 날숨이 약한 것은 생리적 기능이 미약하기 때문에 소극적으로 원양의 작용이 강한 것이라고 할 수 있다.

이제 음양이 조절되지 않는 까닭이 무엇인지 살펴보기로 하자.

음양이 조절되지 않는 까닭이 곧 질병의 원인이다. 음양이 조절되지 않는 까닭은 크게 내재적 원인과 외래적 원인의 합작으로 볼 수 있다.

외래적 원인이 있다고 하더라도 타고나기를 건강하게 타고나서 내재적 원인이 없으면 질병이 생기지 않고, 체질적으로 허약하더라도 외래적 원인을 피할 수 있으면 역시 탈이 생기지 않는다.

똑같이 찬바람을 쐬어도 감기에 걸리는 사람이 있고 안 걸리는 사람이 있으며, 똑같이 장티푸스 균이 몸 안에 들어가도 열병에 걸리는 사람이 있고 멀쩡한 사람이 있다.

바로 이 때문에 내적 원인과 외적 원인이 구비되어야 병이 생긴다고 하는 것이다. 그러나 실제로는 어디까지가 내적 원인이며 어디까지가 외적 원인인지 한계를 짓기는 대단히 어렵다.

편의상 우리가 질병의 원인을 도식화해 보면 다음과 같다.

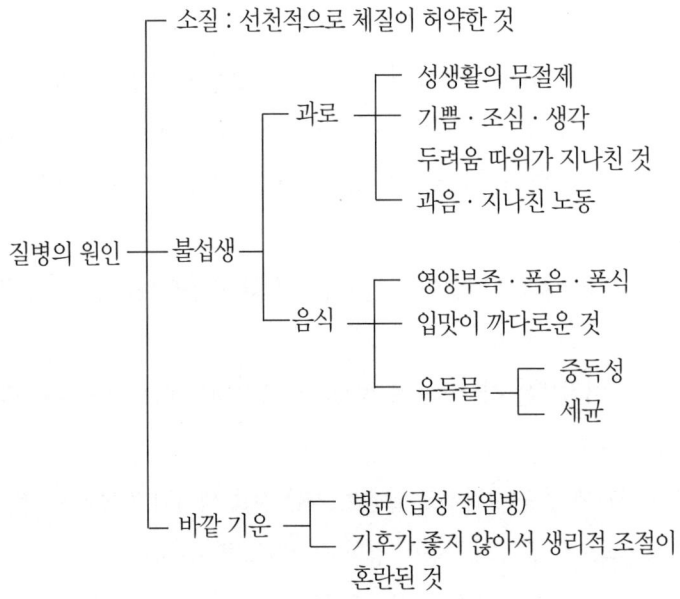

질병의 원인 ─┬─ 소질 : 선천적으로 체질이 허약한 것

불섭생 ─┬─ 과로 ─┬─ 성생활의 무절제
기쁨 · 조심 · 생각
두려움 따위가 지나친 것
과음 · 지나친 노동

음식 ─┬─ 영양부족 · 폭음 · 폭식
입맛이 까다로운 것
유독물 ─┬─ 중독성
세균

바깥 기운 ─┬─ 병균 (급성 전염병)
기후가 좋지 않아서 생리적 조절이 혼란된 것

[선천적 소질]

선천적 소질과 후천적 변화 사이의 한계는 확실하지 않다. 똑같은 균에 접촉해도 전염되는 사람이 있고 안되는 사람이 있으며, 같은 음식물을 먹어도 식상하는 사람이 있고 그렇지 않은 사람이 있다. 뿐만 아니라 갑작스럽게 불운한 환경에 처해도 그것이 원인이 되어 시름시름 앓아 눕는 사람이 있고 괜찮은 사람이 있다.

넓게 해석하면 우리의 모든 질병 현상이 선천적 소질에 기인하지 않는 것이 없다. 그러나 선천적이라는 것은 쉽게 말하자면 원인을 모른다는 것이다.

선천적이라고 하는 경우, 첫째로 모체 안에서 어떤 원인으로 체질에 변화가 생긴 것, 둘째로 출생 후에 이렇다 할 까닭없이 체질에 변화가 생긴 것, 셋째로 의식하지 못할 만큼 미약한 정도로 오랜 시일을 두고 점차로 체질이 바뀌고 그 도가 병이라고 부를 만큼 심하지 않은 것, 넷째로 섭생을 이해하지 못하는 유년기에 일어난 체질의 변화 같은 것을 가리킨다.

이것들은 근본적으로는 유전이나 거기에 환경 요인이 가미된 것이다. 그러므로 선천적으로 허약한 사람이라도 섭생만 잘하면 체질을 바꿀 수 있으며, 선천적인 것이라고 해서 결코 바꿀 수 없는 것은 아니다.

[과 로]

모든 병의 원인은 과로라고 할 수 있다. 사람이 육체적으로나 정신적으로 과로했을 때는 저항력이나 치유력 같은 모든 생리적 기능이 떨어지기 때문에 질병이 생기기 쉽다.

우리가 생명을 유지하기 위해서는 일과 휴식이 늘 균형을 이루도록 힘써야 한다. 일을 열심히 하면 피로가 생기고 피로하면 휴식하고, 휴식하면 회복되고, 회복되면 다시 열심히 일해야 한다는 것이다. 일을 하지 않고는 삶을 유지해 나갈 수 없고 휴식 없이는 건강 유지가 불가능하므로 일할 때 일하고 쉴 때 쉬는 것은 꼭 필요한 것이다.

그런데 일에 직접 관계된 장기는 심장이다. 심장은 온몸의 각 기관에 동력을 제공하므로 우리가 정신적으로나 육체적으로 피로하다는 것은 곧 심장의 피로를 의미한다. 몸이 허약한 사람은 반드시 심장이 약하다. 동력은 열량의 소모에 의해서 얻으며, 열은 불(火)이기 때문에 심장을 불의 장기라고 하며 심(心)의 화를 군화(君火)라고 한다. 서양의 철학적 의학자가 심장을 태양에 견준 것도 역시 군화와 동일한 의미이다. 기쁨의 감정은 건강에 이롭지만 그것도 정도가 지나치면 병이 된다. 늙은 어머니가 잃어버렸던 자식을 만나서 기절했다는 이야기는 조금도 이상할 것이 없으며, 복권에 당첨되어 가난뱅이가 하루 아침에 부자가 되자 그만 실성하고 말았다는 것도 있을 수 있는 이야기이다.

한의학에는 지나치게 화를 내면 간(肝)이 상하고, 지나치게 생각이 많으면 비(脾)가 상하고, 지나치게 근심을 하면 폐(肺)가 상하고, 지나치게 공포에 사로잡히면 신(腎)이 상하고, 지나치게 놀라면 담(膽)이 상한다는 말이 있는데, 그것은 감정의 작용에도 많은 에너지가 소모됨을 의미한다. 만일에 강도가 높은 감정 작용이 장시간 쉴 틈 없이 계속되면 피로의 도가 점점 커져서 마침내는 건강을 해치게 된다. 지나친 번민이나 흥분이나 공포로 말미암아 몸져눕는 일은 흔히 있는 일이다.

또 무절제한 성생활에서 오는 피로가 폐병의 원인이 된다는 것은 예로부터 전해 오는 말이다. 성교에 의해 많은 정력이 흩어지고 따라서 모든 활동력, 특히 저항력이 약해지는 것은 누구나 체험으로 알고 있는 일이다. 그런데 한 번의 성교에 의해 소모된 정력을 보충하는 데는 얼마 동안의 기간이 필요하다. 그 기간은 사람에 따라서 일정하지 않지만 닷새가 되든 열흘이 되든 1개월이 되든 완전히 회복되기 전에 또 성교를 하여 피로의 부담이 자꾸 쌓이게 되면 마침내 파탄에 이르게 될 것은 뻔한 일이다.

잠을 설치고 쉴 새 없이 밤낮으로 계속해서 과중한 노동을 해도 역시 건강을 해친다. 여기에다 영양 부족과 정신적 불안이 겹치게 되면 위태롭다.

술을 지나치게 마시는 것도 알코올의 자극에 의해서 무리하게 지나친 생리적 노동이 계속되기 때문에 건강을 해치기 쉽다.

위에서 말한 바와 같이 신체가 피로할 때 그 결과가 소극적으로 나타날 때는 양이 허한 체질이 되고 적극적이 될 때는 음이 허한 체질이 된다. 음이 허한 체질은 병이 급성으로 오고 양이 허한 체질은 만성으로 오는데, 이 피로에 의한 결과가 어떻게 나타나느냐 하는 것은 타고난 소질에 돌릴 수밖에 없다. 음이 허한 체질인 사람은 하루바삐 체질을 조정해서 폐병에 걸리지 않도록 해야 한다.

[음식물]

먹는 것에 지나치게 소홀히 해서 충분한 영양분을 제공받지 못하면 건강이 부지되지 못한다는 것은 누구나 아는 일이다. 그와는 달리 음식을 제때에 적당한 양을 먹지 않고 불규칙적으로 섭취해도 병이 생기고, 자극성 양념을 지나치게 좋아하거나 정력에 좋다고 흥분성 최음제를 많이 복용해도 체질이 음이 허한 쪽으로 기울어져서 병이 나기 쉽다. 또 중독성 음식물이나 약물, 또는 병균이 섞여 있는 음식물을 섭취해도 병이 된다.

[바깥 기운 - 독(병균)]

'외감(外感)'이라는 것은 기후와 계절에 관련된 급성병을 통틀어 일컫는 말이다. 외부의 온도와 습도가 급격히 변해서 생리적 조절에 균형이 파괴되어 생기는 병이 외감이다. 그리고 병균으로 인한 전염병도 그 전염의 시기가 대개 일정하게 정해져 있어서 기후의 덥고 추움, 건조하고 습기에 찬 것에 밀접한 관계가 있고, 또 병의 증세가 오한·발열 등으로 나타나기 때문에 이 역시 모두 외감으로 간주한다.

한의학에서는 균으로 말미암은 병은 모두 독(毒)이라고 한다. 외과적 질병에는 양(瘍)·창(瘡)·옹(癰)·저(疽) 같은 것이 있고, 균으로 인한 내과적 전염병에는 려(癘)·온(瘟)·역(疫)·학(瘧)·장(瘴) 같은 것이 있고, 내외를 겸한 것에는 두(痘)·진(疹) 같은 것이 있다.

독에는 양독(陽毒)과 음독(陰毒)이 있는데 양독은 양증이 나타나게 하는 병원균을 가리키고, 음독은 음증이 나타나게 하는 병원균을 가리킨다. 예를 들면 성홍열균·학질균 같은 것은 양독이요, 콜레라 균은 음독으로 볼 수 있다.

양증의 외감을 양사(陽邪)라고 하고 음증의 외감을 음사(陰邪)라고 한다.

이제 음양이 조절되지 않아서 생기는 병이 어떻게 회복될 수 있는지 다음의 그림을 통해서 살펴보기로 하자.

[그림 1]에서 다는 생리적 요구에 의해서 부족한 것을 보충하는 것이다. 음허(陰虛)는 이와 반대로 생각하면 된다. 그런데 허는 몸 자체가 쇠약한 것으로 그 원인이 하루 이틀에 생긴 것이 아니므로 단기간에 치료가 안된다.

[그림 2]에서 다는 지나친 한(寒)을 제거하는 것이다. 양사(陽邪)는 이와 반대다. 사(邪)는 일시적으로 외부의 원인에 의해서 생긴 질병이기 때문에 빨리 치료할 수 있다.

[음양 허실과 보사]

허(虛)한 것은 보(補)하고 실(實)한 것은 사(瀉)하는 것이 치료의 원칙이다. 만일에 허한 것을 사하면 부족한 것이 더 부족할 것이요, 실한 것을 보하면 과한 것을 더욱 과하게 하는 것이다.

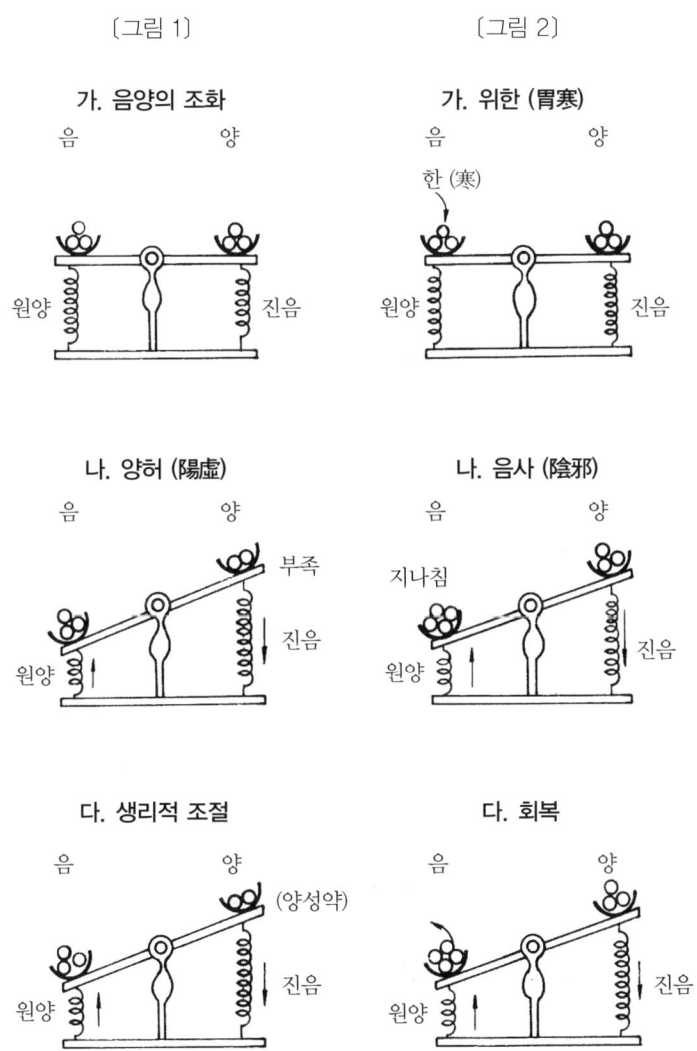

〔그림 1〕

가. 음양의 조화

음   양

원양   진음

나. 양허 (陽虛)

음   양

부족

원양   진음

다. 생리적 조절

음   양

(양성약)

원양   진음

〔그림 2〕

가. 위한 (胃寒)

음   양

한 (寒)

원양   진음

나. 음사 (陰邪)

음   양

지나침   진음

원양   진음

다. 회복

음   양

원양   진음

구체적 예를 들어 설명하면, 먼저 폐병은 음이 허해서 생기는 병이다. 그러므로 음이 부족한 것을 보충해야 병이 나을 것이요, 그렇지 않으면 도저히 회복할 수 없다. 만일에 이 음허증(초기 폐병)을 감기로 잘못 생각하고 치료하면 무리가 생긴다.

그런데 초기 폐병을 감기로 잘못 아는 수가 많은데 그 까닭은 증세가 오한·발열·기침·가래 등 감기와 비슷한 점이 많고 폐병이라는 이름에 공포를 느껴서 그런 판정을 받기 싫어하여 병자 자신이 자꾸 감기라고 우겨서 감기 치료만 받으려고 하기 때문이다.

감기의 치료에는 발한 해열제를 쓰는데 왜 이 약이 초기 폐병에 해로운가 하면 맵고 덥고 위로 올려서 발산시키는(辛溫升散) 약은 모두 양성 약인 까닭이다. 이런 약을 쓰면 열이 나게 해서 그렇지 않아도 열이 지나쳐서 난 병에다가 열을 보태서 병을 더치게 된다.

음이 허한 사람은 땀을 많이 흘리게 해서는 안된다. 체온이 과해서 몸에 수분이 부족한데다 땀은 체내의 수분 곧 음을 흩어 버리는 것이므로 음이 더 허해서 병이 악화되는 것이다.

또 결핵균은 양성이기 때문에 양성 약을 쓰면 병균의 활동을 더 활발하게 도와 주는 것이 된다. 그러므로 폐병에서 생기는 열은 발한 해열제로 다스리려고 해서는 안된다.

이와는 달리 감기는 한사(寒邪), 곧 음이 실해서 생기는 증세이다. 감기의 원인은 갑자기 찬바람에 쏘이면 온몸에 있는 피부의 땀구멍이 지나치게 오므라들어서 피부 호흡과 피부를 통한 땀의 배설이 불가능하게 되어 이로 말미암아 대사 작용에 변조가 생기는데 이것을 제거하려는 노력으로 열이 나는 것이다. 비록 열이 난다고 해도 그 원인을 찾으면 급히 오므라든 숨구멍을 다시 여는 힘, 곧 양이 부족하기 때문에 나는 것이다. 그러므로 자극성 있고 따뜻한 양성 약을 써서 숨구멍을 열어 주어야 한다.

그런데 만일 이것을 폐병 증세로 잘못 알고, "감기에만 걸렸다면 이럴 리가 없어, 오한이 나고 열이 펄펄 끓고 기침이 잦은 데다가 가래가 나오고 가래에 피까지 섞인 걸 보면 폐병 초기에 틀림없어, 아무래도 빨리 조치를 해야지"하고 음을 보하는 약을 쓰면, 그렇지 않아도 양이 부족해서 땀을 못내는데 음을 도우니 더욱 발한을 할 수 없게 된다. 또한 위로 올려서 흩어야 피부의 숨구멍이 열릴 텐데 아래로 모아서 내리는 작용을 하니 감기가 더욱 깊어져서 쉽게 낫지 않는다.

제
2
편

「 장
부
학 」

사람의 내장을 맡은 일에 따라서 장(臟)과 부(腑)로 분류했으니 앞에서 말한 대로 장은 사람의 목숨이 붙어 있는 동안에는 잠시도 쉬지 않고 일하는데 반해서 부는 필요에 따라서 때때로 일한다.

장에는 심 · 폐 · 비 · 간 · 신의 오장(五臟)이 있고 부에는 소장 · 대장 · 위 · 방광 · 담 · 삼초의 육부(六腑)가 있다.

이 장부를 논하기 전에 이해해야 할 것은 동양 의학에서의 심 · 신 · 담이 현대의 생리 해부학상 심장 · 신장 · 담낭과는 많은 차이가 있다는 것이다.

한의학상의 심은 서양 의학상의 심장보다도 그 범위가 훨씬 넓다. 이 범위가 넓다는 것은 학술적으로 보아 막연하다는 비판을 받을 수 있으나 생명체의 복잡 미묘한 작용을 이해하는 데에 아직 유치한 단계에 있는 현대 과학으로부터 이런 공격을 받는다는 것은 조금도 개의할 필요가 없다.

장부의 기능

동양 의학의 장부론은 시체 해부에 바탕을 둔 학문이 아닌 살아 있는 몸의 생리 현상과 증후를 기초로 한 학문이다. 때문에 장기의 해부학적 위치를 무시하는 듯이 여겨지는 경우가 있다. 그러나 이것은 해부학 지식이 없어서라기보다도 현상을 더 존중한 까닭이라고 할 수 있다.

예를 들면 왼쪽 반신 불수가 신경 중추는 오른쪽에 탈이 난 것이라고 하더라도 우리는 토러난 현상을 더 중요하게 여겨서 병이 왼쪽에 있다고 하는 것과 같다. 그와 마찬가지로 위(胃)는 위에 있고 창자는 아래에 있지만 그 반응에 의해서 위는 족양명(足陽明)이라고 해서 아래에 자리잡고, 대장은 수양명(手陽明)이라고 해서 위에 자리잡고 있는 것으로 되어 있다.

[장]

≫심

심(心)을 대표하는 장기는 심장이니, 온 몸에 혈액을 순환시키는 것이 심이 맡은 직책이다. 사람이 살아 있다는 것은 이 심장이 활동을 하고 있다는 것이 된다.

영양분을 온몸에 배급하고 산소를 공급하여 체온을 유지하고 모든 삶의 동력을 제공한다. 그리고 그 대사에서 나온 찌꺼기를 다시 운반해서 몸밖으로 배설한다. 탄산이 많은 혈액을 폐에 보내서 산소와 바꾸어 오고, 소변이 될 성분은 신장으로 보내서 짜 놓고 오게 한다. 이것이 생리학적으로 본 심장의 대체적인 기능이다.

그러나 한의학적으로 볼 때는 사람의 정신 작용도 심에 속한다. 이것은 얼핏 들으면 대단히 비과학적으로 들릴지도 모른다. 정신작용은 뇌에서 하는데 심장이라니 웬 뚱딴지 같은 소린가 하고 반문할지 모르나, 정신 작용을 심장의 작용에 연결시키지 않고는 달리 연결시킬 곳이 없다.

심장의 활동이 건전한 사람은 정신도 건전하고 심장이 약한 사람은 정신적 활동도 부진하다. 정신적으로 불안정한 사람은 심장의 활동에도 반드시 변조를 보인다. 공포를 느끼는 사람은 공포에 특유한 안색(표정)이 있으며, 분노도 그렇고 환희도 그렇고 모든 감정이 다 그렇다.

그뿐 아니라 감정의 변동으로 인한 생리적 변동을 느끼는 부위는 가슴, 즉 심장 부위이다. 기쁨을 예감할 때는 가슴이 울렁거리고, 비통한 일을 당하면 가슴이 쓰라리며, 공포를 느낄 때는 가슴이 선뜻하고, 실연을 당한 후 가슴에 못이 박혔다고 표현하는 것은 모두 감정의 반응이 느껴지는 곳이 심장임을 가리킨다.

동서양을 막론하고 심장을 표시하는 말과 정신 작용을 표시하는 말이 같은 말인 것은 결코 우연하고 무의미한 일이 아니다. 한의학에서도 뇌를 모르는 바가 아니다. '뇌는 척수의 바다(腦爲髓之海)'라고 하는 것은 뇌가 신경 중추라는 것이요, '머리는 정신이 밝은 곳(頭者精明之府)'이라고 하는 것은 정신 작용이 머리와 관계가 있다는 것을 밝히는 말이다.

심을 모든 장기의 임금이라고 한 것은 몸이 부지할 수 있느냐 없느냐, 강하냐 약하냐가 심장에 달려 있고, 기쁘고 슬프고 노하고 근심하는 모든 감정의 움직임이 심장에 달려있기 때문이다.

≫ 폐

폐(肺)는 공기를 호흡한다. 심장에 돌아온 정맥 피를 폐동맥을 통해서 폐에 보내면 폐는 그 혈액에서 탄산을 제거하고 다시 산소를 주어서 신선한 피가 되게 한 다음 폐정맥을 통해서 심장에 보내서 다시 온몸을 돌게 한다. '폐는 기를 주관한다(肺主氣)'라는 말이 있는데 이것은 폐가 공기 곧 기체를 호흡하는 것으로 해석해도 무리는 없다.

　기(氣)라는 것은 생기, 원기 등 생명체의 동력을 의미한다. 이 동력은 산소의 연소에 의해 얻으므로 산소를 섭취하는 호흡의 기와 삶의 힘으로서의 기를 동일시할 수 있는 것이다.

　산소의 섭취와 탄산의 배출은 적혈구에 의해서 영위되는 것이니 이것이 '기는 피가 없으면 움직이지 못한다(氣非血不化)' 라는 것이요, 혈액 중에 산소가 없으면 혈관이 오그라붙어서 피를 통하지 못하게 하니 이것이 '피는 기가 없으면 움직이지 못한다(血非氣不行)' 는 말이다. 실제로 호흡이 끊어지면 혈관에 피가 하나도 없게 된다. 피와 산소가 잘 운행되게 하고 몸 안의 연소 작용이 원활해지도록 돕는 것이 폐가 맡은 일이다.

　호흡에는 두 가지 종류가 있다. 하나는 외호흡(外呼吸)이라고 해서 폐가 정맥 피의 탄산을 배출하고 산소를 섭취하여 동맥 피를 만드는 것을 가리키고(피부에 의해서 이루어지는 것도 포함된다) 또 하나는 조직 호흡(組織呼吸)이라고 해서 조직에서 동맥 피 중에 있는 산소를 섭취하고 탄산을 그 대신 혈액에 주어서 정맥 피를 만드는 것을 가리킨다.

　피부에서도 탄산가스를 배출한다. 그 배출량은 땀이 많이 날 때 눈에 띄게 늘어난다. 산소도 역시 피부에서 섭취된다. 이와같이 폐와 피부는 하는 일에 공통된 점이 있다. 그러므로 폐를 튼튼하게 하려면 피부를 튼튼하게 해야 한다. 폐병 환자에게 냉수 마찰, 찬바람 쐬기, 일광욕 등이 효과가 있는 것은 피부를 튼튼하게 하기 때문이다. 감기에 의해 피부의 호흡과 발한이 불가능해지면 그 영향을 가장 먼저 받는 것이 폐이다.

≫비

　한의학상 비(脾)는 소화와 영양을 맡는 것으로 되어 있다. 그래서 비를 흙

(土)에 비유한다. 흙이 만물을 길러내는 것처럼 비가 온몸의 살에 영양을 공급한다는 것이다. 비장과 췌장이 이 비의 작용을 맡은 기관이라고 할 수 있다. 또 비와 위는 한 짝으로 마치 부부같은 장기이며 ('비위가 상한다' 같은 말은 이 사실을 나타낸다), 췌장은 소화액을 분비한다.

비장은 느리게 규칙적으로 수축하면서 백혈구를 생성하고(비장 정맥혈은 동맥혈보다 백혈구의 함유량이 더 많다) 파괴한다. 또 요산(尿酸)을 생성하는데 이 요산은 죽은 백혈구의 핵에서 생성되는 것이다.

또한 비장은 적혈구를 파괴하고 (많이 또는 적게 분해된 여러 층의 적혈구를 담고 있는 세포를 비장 안에서 볼 수 있다) 생성한다고 알려져 있다.

비장은 전염병에 걸릴 때 두드러지게 부풀어오르는데, 이때 비가 맡은 임무는 다량으로 세포를 생성시켜서 병원체에 대항하게 하는 것으로 짐작할 수 있다.

비에 속해 있는 췌장은 췌액(膵液)이라고 하는 알칼리성 소화액을 분비한다. 췌액 분비는 음식물을 섭취한 뒤에 시작되며 특히 산성 위(胃) 내용물이 창자로 옮아 감에 따라 늘어난다.

췌액 중에는 전분을 맥아당으로, 맥아당을 포도당으로 분해하는 효소가 들어 있다. 그러므로 단맛은 비에 속한 맛이며, 신맛은 간에 속한 맛이라고 한다. 한약에서 싹틔운 보리를 소화제로 쓰는 것도 이 때문이다.

위액과 담즙은 산성 소화액이고, 췌액은 염기성 소화액이다. 이것이 알맞게 분비되지 못하면 소화 불량이 생긴다. 간의 산성 소화액이 비의 염기성 소화액보다 훨씬 더 많이 분비되어 소화 불량이 생기는 것을 '나무가 흙을 이긴다(木克土)' 라고 한다.

췌액은 십이지장에서 위 안으로 옮겨질 수 있다고 한다. 옮아가는지 거기서도 췌액과 같은 소화액이 분비되는지 단언하기는 어려우나 아무튼 한의학적으로 볼 때는 알칼리성 소화액은 모두 비의 작용에 의한다.

그러면 왜 췌장을 비에 속하게 했을까? 그 이유는 몇 가지로 나누어서 설명할 수 있다.

첫째로, 비는 소화를 맡았는데, 췌장은 소화액을 분비한다.

둘째로, 단맛은 비에 소속된 맛인데, 탄수화물 곧 당류를 동화시키는 것은 췌장이다. 당뇨병은 췌장에 관계된 병이라고 할 수 있다.

셋째로, 비와 간의 작용이 서로 대립되어 있는데 그 까닭을 담즙의 산성과 체액의 알칼리성이 대립하는 데서 찾을 수 있다.

넷째로, 비와 신(腎)의 작용이 서로 대립되어 있는데 그것은 부신(내분비)과 췌장(내분비) 간의 상호 억제 작용을 가리키는 것이다.

다섯째로, 한의학을 하는 사람 가운데 '비를 보하는 것은 신을 보하는 것만 못하다(補脾不如補腎)'고 하는 사람도 있고, 거꾸로 '신을 보하는 것은 비를 보하는 것만 못하다(補腎不如補脾)'라고 하는 사람도 있다. 이것은 다시 말하면 소화가 잘되면 모든 병이 없어진다는 주장과 정력이 왕성해지면 자동적으로 건강하게 된다는 주장이 맞서 있는 것이다.

어느 것이 옳고 그르고는 제쳐놓고 이처럼 비와 신이 가장 중요한 것만은 부인할 수 없다. 신에 소속된 장기에 부신·생식선·섭호선(攝護腺) 등 내분비 장기가 있는 반면에 신과 마찬가지로 중요시되는 비가 거기에 소속된 내분비 장기로서 췌장을 가지고 있다는 것은 당연한 일이다.

≫간

암모니아에서 요소(尿素)를 무더기로 만들어내는 곳은 간장이다.

간(肝)이 암모늄 염(塩)에서 요소를 만들어내는 목적은 단백질 대사를 할 때 생기는 해로운 암모니아를 해가 없는 화학물로 변하게 하기 위한 것이다. 그 까닭은 간장을 제거하면 암모니아 중독에 고유한 중독 증세가 생기는 것으로 미루어 짐작할 수 있다. 간이 소변을 주관한다는 것은 서양 의학의 학설과 일치된다. 그뿐만 아니라 간은 적혈구를 파괴하고 생성하며, 담즙을 분비하고 해독 작용을 하며 자양분을 저장하는 역할도 한다.

간은 투쟁을 맡은 장기라고 할 수 있다. 우리는 '간덩이가 부었다', '대담하다' 같은 말을 하는데 이것은 모두 투쟁과 간이 밀접하게 연관되어 있다는 것을 밝히는 표현이다. 실제로 투쟁의 원동력이 되는 분노의 감정은 간에 속한다.

피는 영양분을 의미하는데 간장에서 글리코겐이라는 자양분을 저장한다. 장에서 새로 영양분을 흡수한 혈액이 문맥(門脈)을 통해서 간장을 거쳐 심장으로 간다. 서양 의사들이 많이 권하는 간유는 몸에 이롭다고 하고 영양 부족으로 인한 야맹증(夜盲症)은 동물의 간을 먹으면 잘 치료된다.

≫ 신

생리학적으로 신장은 단순히 소변을 뽑아내는 기관으로 알려져 있으나 한의학에서 신(腎)이라고 하는 것은 그 범위가 대단히 넓다. 대뇌하수체·갑상선·부갑상선·흉선·부신·생식선·섭호선 같은 것이 모두 신에 속하기 때문이다.

이와 같이 넓은 의미로 신은 곧 생명의 원천을 가리킨다고 볼 수 있다. 원기나 정력 같은 것은 모두 신의 눈에 보이지 않는 작용을 의미한다.

신을 충분히 이해하면 한의학의 기초가 섰다고 해도 지나친 말이 아니다.

사람의 생활을 영양(개체 보전)과 생식(생명 연장)과 투쟁(목적 달성)이 한데 어우러져서 이루어지는 생명 활동이라고 할 때, 영양을 맡는 것이 비이고, 투쟁을 맡는 것이 간이라면, 생식을 맡는 것은 신이라고 할 수 있다.

[부]

≫위

위(胃)는 소화기 중에서 가장 중요한 것이다. 음식이 위에 들어가면 위액을 분비하면서 음식물을 주물러서 몸 안에 흡수되기 쉽게 하는 동시에 각소화 기관에 작업 명령을 내린다. 간장에는 담즙을 분비시키라는 명령서를 지닌 전령사를 보내고, 췌장에는 췌액을 분비시키라는 명령을 내린다.

위는 여러 장기 중에서 아주 중요한 역할을 맡고 있는데 그것은 바로 몸에 영양을 공급하는 일이다. 그러므로 위는 다른 모든 장기와 밀접하게 연락 관계를 가지고 있어야 한다. 마치 경제 기획원이나 재무부와 같아서 정부 각 기관이 예산 요구를 경제 기획원이나 재무부에 통고하면 경제 기획원은 그것을 참고하여 예산을 세우는 것처럼 위는 인체의 각 기관을 참고하여 음식물의 섭취량을 정한다.

그러므로 식욕과 식성은 인체의 건강 상태를 대변하는 것이다. 소화 불량·구토·식욕 부진·식욕 과다 등 위에 생긴 변화로 보아서 그 병이 생긴 곳은 위라고 하더라도 그 원인은 종합적으로 온몸의 생리 상태를 관찰해서 찾아야 한다.

사람은 위만 튼튼하면 그만이라고 말하는 사람이 많다. 물론 당연한 말이다. 결과적으로 보아 건강한 사람은 위장에 탈이 없고 병이 있는 사람은 위장에 탈이 있으므로, 위장에 탈이 있느냐 없느냐를 기준으로 삼아서 병이 있느냐 없느냐를 구별할 수도 있다.

그러나 그 원인을 소급해서 생각하면 위장이 약해서 병이 난 것이 아니고 몸이 약하기 때문에 위가 약해져서 병이 났다고 할 수 있다.

그러므로 음식물을 잘못 먹어서 일시적으로 식상한 급성 위장 질병을 빼고는 만성 위장병을 위장만 국소적으로 치료해도 효과를 얻지 못하는 경우가 많은데, 그것은 바로 그 위장병의 근본 원인이 위장에 있지 않다는 것을 시사하는 것이다.

예를 들어, 사람이 몹시 구타를 당하거나 외상(外傷)을 입으면 얼마 동안은 식욕을 완전히 잃어버리고 만다. 그 봉변을 당하기 전까지 소화에 아무 탈이 없고 또 위를 상할 일도 전혀 없었는데 다만 외상을 입었다고 해서 식욕이 상실되는 것은 무엇 때문일까?

그것은 위에 어떤 고장이 생긴 것이 아니라 외상으로 인한 피로를 회복하기에 전력을 다하느라고 새로 들어오는 음식물을 소화하는데 소비할 여력이 없다는 것을 위에 통고하여 음식물을 받아들이는 것을 사전에 거부하는 데서 나타나는 현상이다.

또 밥상 앞에 앉아서 평상시와 조금도 다름없는 식욕과 구미로 음식을 먹다가도 식사중에 화가 나는 일이 생기거나 크게 걱정스러운 사태에 관한 이야기를 들으면 당장에 식욕이 가시는데 이것도 위에 탈이 생겨서 그러는 것은 아니다.

그리고 소위 상사병(相思病)이라고 해서 미음 한 숟갈도 소화하지 못하고 끙끙 앓던 사람이 사모하던 사람을 만나면 하루 만에 식욕과 소화력이 회복될 뿐만 아니라 보통때 이상으로 식욕이 왕성해지거나, 아주 맛있게 먹던 국에 벌레가 빠진 것을 보고 그 자리에서 구역질이 나는 것 같은 것은 모두 위에 어떤 이상이 있어서 생기는 현상이 아니다.

경락(經絡) 가운데 인체의 전면에 와 있는 양경락(陽經絡)은 위경락뿐이다. 그리고 경락의 교차와 연결 관계를 조사해 보면 위경이 비경(脾經)·폐경(肺經)·신경(腎經)·충맥(衝脈)·음교맥(陰蹻脈)·양교맥(陽蹻脈)·음유맥(陰維脈)·양유맥(陽維脈)과 밀접한 관계가 있고, 소장 경락·대장 경락·심포 경락·삼초 경락·담 경락·방광 경락·심 경락·폐 경락과 독맥(督脈)·임맥(任脈)·대맥(帶脈)과도 다 연결되어 있으며, 특히 어린애에게 영양을 공급하는 젖샘(乳腺)이 위 경락에 속하고 호르몬에 의해 젖이 분비되는 것을 보면 위와 신, 다시 말하면 소화기와 생식기 사이에 복잡한 기구가 있다는 것을 엿볼 수 있다.

≫소장

소장(小腸)은 소화된 영양분을 흡수한다. 심장은 이 영양분을 분비하므로 심장과 소장은 밀접한 관계가 있다고 할 수 있다.

한의학 서적에 보면 소장은 위와 잇대어 있어서 위의 내용물을 받아들여 그것을 바꾸어 밑에 있는 방광과 대장에 내려보낸다는 말이 있는데, 대장으로 내려보낸다는 것은 해부학상으로 당연하지만 방광에 내려보낸다는 것은 우선 비과학적이라고 하지 않을 수 없다. 다만 다음과 같은 현상으로 미루어 소장과 방광 사이에 어떤 연관이 있다고 볼 수 있다.

첫째로, 심장이 피로하면 반드시 소변이 노래지고 누기가 힘들어진다. 경락상으로 보면 심-소장-방광-신이 한 계통에 속한다는 것을 알 수 있다.

둘째로, 설사에 이뇨제를 쓰면 잘 낫는 때가 있는데, 이것 역시 현상에 바탕을 두고 소장 내용물 가운데 수분은 방광으로 배설되고 거친 것은 대장으로 대변이 되어 나오는 것을 관측해서 개발한 치료법이라고 할 수 있다.

그리고 여기에서 한 가지 생각할 것은 해부학상 위치로 보아 소장과 방광이 인접해 있으므로 소장 내용물에 수분이 지나치게 많을 때는 그 수분이 대장에서 흡수되어 몸 안을 몇 차례나 돌아서 신장을 지나 소변으로 배설되는 대신에 소장벽과 방광벽을 삼투하여 직접 소장에서 방광으로 수분이 가도록 되어 있지 않나 추측해 볼 수 있다는 것이다.

≫ 대장

대장(大腸)은 소장 내용물을 받아서 그 중에서 수분을 흡수하고 찌꺼기를 대변으로 배설한다. 그리고 또 장 안에서 발생한 기체를 때때로 배출하기도 한다.

대장은 한의학상으로 보면 폐와 한 짝을 이루는 것이다. 그것은 앞에서 이야기한 대로 대장은 수분을 흡수하는데 폐는 수분을 발산하고, 폐는 기체를 호흡하는데 대장은 가스를 발산하고, 폐에 열이 있을 때는 대변이 굳고 폐의 작용이 약하면 대변이 묽다는 사실 등으로 미루어 짐작할 수 있다.

≫ 담

담낭(膽囊)은 간 틈에 붙어 있어서 간장의 분비물인 담즙을 저장했다가 위 내용물이 유문(幽門)으로 나오기 시작하면 담즙을 소장으로 내보낸다.

간장에서 흘러나오는 담즙은 3%의 고형물질(固形物質)을 함유하고 있고, 창자가 비어 있을 때는 직접 창자 속으로 들어가는 것이 아니라 우선 담낭에 들어가서 거기서 수분의 손실과 담낭 점액의 혼합으로 짙어지게 되어 17%의 고형물질을 담고 있게 된다고 한다.

황달은 담석이나 간장 종양 및 그 밖의 원인으로 한 곳에 쌓이게 된 담즙 성분이 피 속에 옮겨져서 생기는 병인데 중증 황달은 혼수에 빠지게 하거나 경련을 일으킨다. 이것은 피 속에 섞인 담산염(膽酸塩)이 신경 중추를 건드리는 데서 기인하는 것으로 추정된다. 동물에게 담산염을 주사하면 이와 비슷한 증세가 나타난다고 한다. 한의학에서 신경 계통의 병을 풍(風)이라고 하고 간에 속하는 병이라고 하는 이유도 아마 이런 데 있을 것이다.

그러면 이것으로 담낭의 맡은 일이 생리적으로 규명되었다고 할 수 있을까? 아니다. 담낭의 기능에 대해서는 아직 충분할 만큼 밝혀져 있는 것이 없다. 다음에 담에 대해서 한의학 및 철학적 의학의 관점에서 살펴보려 한다.

첫째로, 간은 투쟁의 동력을 만들어내는 내분비 장기로 추측된다.

서양 학문의 원조(元祖)라고 할 만한 플라톤은 사람의 성격을 네 가지로 분류하는 가운데 침착하고도 과단성 있는, 곧 투쟁에 가장 적합한 성격을 가지고 있는 사람을 담즙성이라고 했다. 동양에서도 '대담하다', '담력이 세다', '간이 크다' 같은 표현으로 투쟁의 동력이 담에서 생기는 것을 나타냈다. 또 맹렬한 투쟁은 강렬한 분노에서 오며 강렬한 분노는 안색을 청색으로 변하게 한다. 이 분노성 청색은 간장의 작용에 기인한 것으로 본다. ('증후학' 편의 색 참조)

둘째로, 담은 장부(臟腑)의 중간 성격을 지닌 장기이다.

담은 부(腑)에 속하는 것으로 되어 있으나 다른 부와는 성질이 다른 점이 많아서 오히려 장에 속한다고 보는 편이 더 낫다고 여겨지기도 한다.

부의 기능을 견주어 보면, 위는 밖에서 오는 물질을 받아들이고, 소장은 그 물질을 전달하며, 대장은 그 물질을 배설한다. 또한 방광은 몸 안에서 생긴 폐물을 물과 함께 배설하는데, 담낭은 간장에서 분비한 유용한 소화액을 담낭 점막으로 가공하여 소장에 제공한다. 그리고 췌장은 유용한 소화액을 자신이 분비한다.

이와 같이 담낭과 췌장의 작용에는 큰 차이가 없으며 그 밖에 담은 호르몬도 분비하는 장기로 여겨진다. 서양의 어떤 철학적 의학도는 심장을 태양에 견주고 담낭을 화성에 견주었는데 한의학에서도 심을 군화(君火)로 보고 담을 상화(相火)로 보았으니, 담을 장과 동일시한 점에서 동양과 서양이 일치하는 점이 있다.

또 경락상으로 볼 때 등은 펴지고(伸) 밖이고(表) 양(陽)이며, 배는 구부러지고(屈) 안이고(裏) 음인데, 담은 옆쪽에 있어서 등도 아니고 배도 아니며, 밖도 아니고 안도 아니다. 왼쪽이 펴지면 오른쪽이 구부러지고 오른쪽이 펴지면 왼쪽이 구부러져서 펴진 것도 구부러진 것도 아니며, 펴지는 것과 구부러지는 것 사이에 있는 것이다.

그러므로 담 경락을 반은 밖, 반은 안(半表半裏), 반은 음, 반은 양(半陰半陽)이라고 한다. 그리고 경락상으로 심포 · 삼초 · 담 · 간이 한 계통인 것으로 보아 담이 모든 기관의 작용을 조절하는 데 중요한 기능을 맡은 것으로 짐작된다.

≫ 방광

방광은 신장에서 보내는 소변을 몸 밖으로 내보내는 것이 임무다. 한의학에도 방광의 임무는 소변 배설 외에 별로 말한 곳이 없으나 다만 경락상으로 볼 때는 방광 경락이 온몸의 거의 반을 차지하고 있음을 볼 수 있다. 독맥을 따라서 후반신을 덮었고 그 경혈 중에는 폐유(肺俞) · 심유 · 독유(督俞) · 격유(膈俞) · 담유 · 비유(脾俞) · 간유 · 위유 · 삼초유 · 신유 · 대장유 · 소장유 · 방광유 등의 혈(穴)이 있고, 모든 양경락을 통제하다시피 되어 있다.

≫ 명문 · 삼초 · 심포

한의학상 명문(命門)과 삼초(三焦)라는 것은 크게 까다로운 것이다. 몰라서는 안되고 알기는 어렵고 한 것이 바로 명문과 삼초다. 때문에 이 둘을 가리켜서 '이름은 있되 형체가 없고, 형체는 없되 쓰임새는 있다(有名而無形, 無形而有用)'고 했는데 아주 적절한 표현이다. 이것들은 작용 곧 현상으로 드러날 뿐이고 그 기관을 포착하기가 어렵다는 말이다. 이 때문에 명문과 삼초에 관한 설명과 주장도 한의학자들 사이에 갖가지여서 여러 가지 책을 참고해 보아도 도무지 종잡기 힘들다.

나는 이 명문을 내분비 계통을 통틀어 일컫는 것으로 본다. 내분비는 현대 의학상 그 존재를 직접 증명하기는 어렵고 임상적 관찰 또는 인체와 동물에 행한 실험을 바탕으로 하여 그 현상과 반응으로 간접적으로 있다는 것을 증명하고 추정하는 것에 지나지 못하니 이것이 바로 형체는 없되 쓰임새는 있다는 말이다.

명문이 호르몬에 의해 모든 생명의 기능을 통제하고 조정한다고 하면, 그 작용은 기관의 운전과 고장 방지라는 두 가지 방식으로 구현된다.

가령 심장이 끊임없이 뛰고 폐가 쉬지 않고 호흡할 때 이 작용의 힘을 초(焦-태운다는 뜻)라고 하며, 심장과 폐가 부단히 움직일 때 두 장기가 서로 마찰하여 불꽃이 일고 열이 나고 심하면 타서 없어질 터인데 이것을 잘 방지하는 것은 심포(心包), 곧 심낭(心囊)의 힘이다.

돌아가는 기계에 기름을 쳐 주지 않으면 그 기계는 곧 고장날 것이다. 이와 같이 기계의 기름처럼 우리의 장기의 활동을 원활하게 하고, 그 마찰로 인한 고장을 방지하는 장치가 모든 기관에 있으니, 늑막, 창자 사이의 막, 복막 등이 모두 그것이다. 그 중에 대표적인 것이 심낭이다. 기계 기름이 기계 운전에 연관된 것과 같이 심포 같은 것은 명문에 지배되는 것이다.

이와 같이 명문의 작용이 생리적으로 구현될 때는 초(焦)와 심포(心包) 두 작용에 의하기 때문에 그 작용 상태를 인체의 외부에 표현하는 경락에 삼초 경락, 심포 경락이 있고, 명문 경락이 따로 없는 것이다.

$$
명문(命門) \begin{cases} 삼초(三焦) - 기관 운전 - 적극적 양(陽) \\ 심포(心包) - 고장 방지 - 소극적 음(陰) \end{cases}
$$

장기를 운전하는 힘을 초(焦)라고 하면 장기의 수가 많은데 특히 삼초(三焦)라고 한 것은 무슨 까닭일까?

인체의 삶을 대체로 구별하면 섭취(영양분), 대사(물질 동화), 배설(대사의 산물), 이 세가지를 벗어나지 않는다.

물질 동화는 심장에 의한 혈액 순환과 폐에 의한 산소 공급이 없으면 이루어지지 못한다. 그런데 심장과 폐는 몸통의 위쪽에 있다. 횡격막 이상을 상초(上焦)라고 부르는데, 이 상초에 탈이 있다는 것은 심장과 폐의 작용에 변조가 생긴다는 것이다.

영양 섭취는 소화 작용이고, 소화 작용을 맡은 기관은 위ㆍ췌장(비)ㆍ담낭들이니 이 기관은 모두 몸통의 가운데쪽에 있다. 곧 횡격막과 가로지른 결장(結腸) 사이가 소화기의 영역으로서 중초(中焦)에 속한다.

폐물을 몸 밖으로 내보내는 기관은 신장, 방광, 대장들이다. 이것은 모두 몸통 아래쪽에 있다. 대 소변에 이상이 있는 것을 하초(下焦)에 변조가 생겼다고 한다. 이처럼 싱ㆍ중ㆍ하로 나누었으나 중초와 하초는 구획선이 명확하지 않다.

장부 오행설의 학술적 근거

사람의 오장을 오행(五行)에 맞추어서 설명한 것이 한의학상의 오행설(五行說)이다. 이 오행설로 역학적(易學的) 견지에서 우주 만물의 생성 변화의

원칙을 설명하려는 것은 이 책의 범위를 넘어선다. 따라서 현대인이 이해할
수 있는 테두리 안에서 장기 상호 간의 관계를 이 오행설에 의지해서 해설
하는 것으로 만족하려고 한다.

[동서 철학에서 본 오장]

오장을 오행에 맞춘 것은 동양 의학 뿐만 아니고, 서양의 한 철학적 의학
도도 장기를 천체에 견준 일이 있으니, 그것을 대조하면 다음과 같다.

첫째로, 동양에서는 심을 불(火)-으뜸되는 불(君火)-이라고 하고 서양에
서는 태양에 견준 것이 비슷하다.

둘째로, 서양에서는 뇌를 태음(太陰) 곧 달(月)에 견주었다. 영어로 정신
병을 루나시(Lunacy)라고 하는데 이것은 뇌 신경병이 달에 관계된 병이라
는 뜻이다 (루나[Luna]는 라틴어로 달[月]이라는 말임).

동양에서는 정신 작용을 심(心)의 무형적 현상으로 본다.

동양 의학에서 파악하는 생명 현상을 도표로 나타내면 다음과 같이 그릴
수 있다.

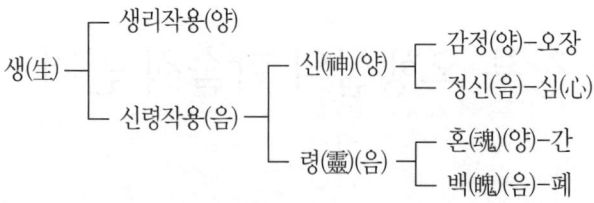

백(魄)은 최후에 목숨이 끊어질 때까지 있는 극히 혼미하고 약한 뇌 정신

작용을 가리키는 말이다. 호흡이 끊어지는 것과 백이 흩어지는 것과 죽는 것이 같은 순간에 일어나므로 폐는 백(魄)을 감추고 있다고 한다.

사람이 건강에서 죽음으로 이르는 경로를 보면, 몸이 튼튼할 때는 감정 활동이 균형을 유지하지만 몸이 쇠약해지면 감정이 한쪽으로 쏠리고, 몸이 아주 쇠약해지면 희로애락의 감정이 별로 작용하지 않고 다만 냉정한 정신 작용만 있다.

정신 작용을 상실한 뒤에도 뇌 신경이 작용한다는 것을 알 수 있는데, 잠 꼬대나 꿈속의 감정 활동 등이 그것이다. 이것을 혼(魂)이라고 한다.

'혼은 떠돌고 백은 자리를 지킨다(魂遊而魄守)'라고 해서 혼은 백에 대해서 양이요, 동적이다.

숨이 넘어가기 직전에는 헛소리 같은 것도 없고 그저 혼수 상태에서 숨을 모으는데 이때는 혼의 작용도 없고 백만 남아 있다고 한다. 숨이 넘어감과 동시에 백도 없어지고, 이 순간에 죽는 것이니, 삶과 죽음이 바로 여기에서 갈린다.

그러나 엄격한 의미에서 인체의 전조직이 죽을 때까지는 그 뒤로도 시간 이 걸린다.

셋째로, 담을 서양에서는 화성에 견주었는데, 동양에서는 담에서도 불(火)을 보고, 으뜸되는 심(心)의 불에 대해 보조하는 불 (相火)이라고 했으므로 동양과 서양이 크게 틀리지 않는다.

넷째로, 폐(金)와 신(水)이 서양에서는 수성(水星-폐)과 금성(金星-신)으로 바뀌었으나, 금과 수가 상생(相生) 관계에 있으니 이것이 바뀌어도 신과 폐의 관계에는 별 문제가 없다.

오행의 상생 상극과 장기의 억압·조장 관계

　오행설은 물·불·나무·쇠·흙(水火木金土)의 오상(五象)의 상호 억압 조장 관계에 의해 우주의 모든 현상을 관찰하고 설명하려는 일종의 사상 체계이다.

　음양은 이상(二象)의 상대로서 우주 현상을 관찰하는데, 오행설은 오상의 연쇄적 관계, 순환되는 상대성을 논하는 것이다. 천체의 운행, 계절의 기후, 생물의 성장과 쇠퇴 등 모든 것이 영원히 순환해서 끝도 없고 시작도 없는 것을 오행의 상생 상극으로 설명할 수 있다.

　오장의 오행설에 대해서는 심이 왜 불이냐, 비가 왜 흙이냐를 따지기보다도 장기 상호간의 억제와 촉진의 관계가 오행의 상생 상극 원칙에 부합되느냐 되지 않느냐를 고찰하는 것이 우리의 이해를 돕는다.

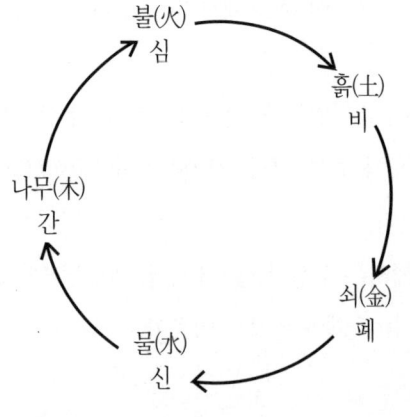

상생(相生)

물은 나무를 낳고(水生木)

나무는 불을 낳고(木生火)

불은 흙을 낳고(火生土)

흙은 쇠를 낳고(土生金)

쇠는 물을 낳는다(金生水)

그리고 다시 또 물은

나무를 낳는다(水生木)

상극(相剋)

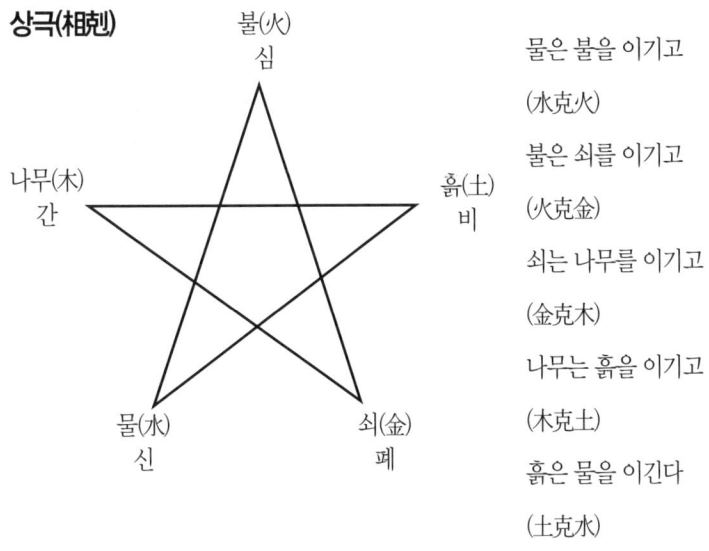

불(火)
심

나무(木)
간

흙(土)
비

물(水)
신

쇠(金)
폐

물은 불을 이기고
(水克火)

불은 쇠를 이기고
(火克金)

쇠는 나무를 이기고
(金克木)

나무는 흙을 이기고
(木克土)

흙은 물을 이긴다
(土克水)

상생상극(相生相剋)

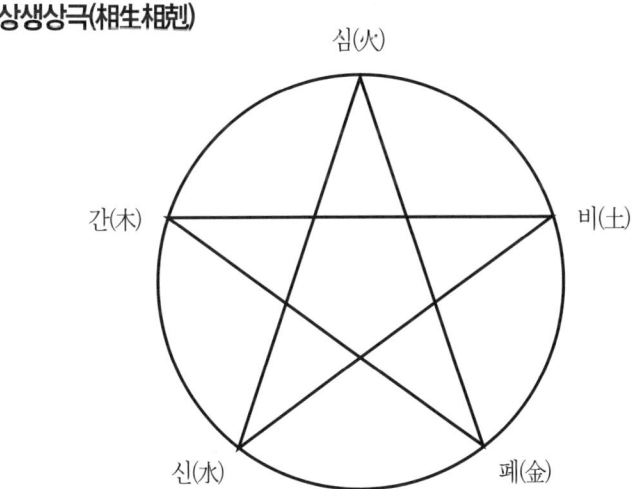

심(火)

간(木)

비(土)

신(水)

폐(金)

[불은 흙을 낳는다(火生土)-심과 비의 관계]

불은 열을 의미하니, 심장의 활동이 왕성하면 체온이 높아진다. 그리고 체온이 모자라는 사람은 모두 소화 불량증이 있고, 혈액 순환이 활발한 사람은 식욕이 왕성하고 소화가 잘 된다.

초기의 폐병 환자가 보통 사람 이상으로 식욕과 소화력이 강하며, 사람에 따라서 감기에 걸리면 식욕이 왕성해지는 일이 있는데, 이것은 미열로 인한 소화 강화 곧 불은 흙을 낳는다(火生土)라는 것을 의미한다. 상식적으로 생각해도 연소 작용이 왕성할 때 많은 연료를 공급해야 하므로 생리적으로 그렇게 되어 있는 것이다. 비장에서 백혈구와 적혈구를 파괴하고 생성하는 것으로써 비와 심의 관계를 말할 수도 있을 것이다.

[불은 쇠를 이긴다(火克金)-심과 폐의 관계]

심장의 활동이 왕성하면 폐는 피로해서 약해진다. 발열이 심한 때는 호흡이 곤란해지고, 뜀박질 같은 과격한 운동을 해도 호흡이 곤란하다. 이 관계를 불이 쇠를 이긴다(火克金)고 볼 수 있다.

이것을 생리적으로 고찰하면, 혈액 순환이 왕성해서 몸 안에 탄산이 많이 생길 때는 혈액 중의 탄산이 호흡 중추를 자극해서 폐로 하여금 과중한 활동을 하게 한다. 이것이 오래 지속되면 폐가 약해져서 폐병이 생기는 것이다. 한의학에 의하면 음은 허하고 불이 동하는 것(陰虛火動)이 폐병 초기의 증세이다.

이것을 거꾸로 결핵균이 침범하니까 거기에 저항하기 위해서 심장의 활동이 맹렬하다고 볼 수도 있으나, 결핵균은 언제든지 우리의 몸 안으로 침입하지만 그것이 병의 원인이 되지 못하는 것은 폐가 튼튼하기 때문이다. 성생활에 절제가 없거나 번민이 심하거나 그 밖의 이유로 몸과 마음이 지나친 흥분 상태(심장 활동의 왕성)가 장기적으로 계속되면 폐병이 잘 발생하는 것으로 보아 폐병 원인을 심장 활동의 항진으로 보는 것이 타당하다.

일단 발병이 된 뒤에는 균으로 말미암은 발열도 생긴다. 그러나 발열의 원인을 균으로만 보는 것은 타당하지 않다. 그러므로 심신이 안정되어 심장이 지나치게 강렬한 활동을 하지 못하도록 하는 것이 폐병 치료의 첫째 조건이다.

흙은 쇠를 낳는다(土生金)-폐와 비의 관계

비(脾)와 폐의 상생 관계를 생리학, 병리학적으로 입증할 만한 자료는 그다지 많지 않다. 다만 폐병 초기에 몸이 지나치게 쇠약하게 되지 않았을 때 소화가 보통 사람 이상으로 좋은 것은 폐의 침식을 보충하기 위한 생리 현상으로 보아도 좋겠고 따라서 흙은 쇠를 낳는다(土生金)라고 볼 수 있다.

생리적 기구란 실로 미묘해서 한편으로 힘들게 일해서 피로하면 다른 한편으로는 회복을 시키고, 또 한편으로 소모하면 다른 한편으로는 보충하도록 되어 있는 것이 상생 상극의 원칙이다.

불은 쇠를 이기는(火克金) 대신에 쇠를 생기게 하는 흙을 낳는다(火生土, 土生金). 다시 말하면 심장의 활동이 왕성하면 폐가 피로해지지만 간접적으로 폐를 보충하는 비(脾)를 도와서 결국 별탈이 없도록 하게 되어 있다.

흙은 물을 이긴다(土克水)-비와 신의 관계

비(脾)와 신(腎) 사이에는 다음과 같은 관계가 있다.

첫째로, 갑상선과 부신은 췌장(비)에 대해 상호 억제의 관계를 가지고 있다. 곧 갑상선을 떼어내면 일반 물질 대사는 감퇴하지만 함수 탄소의 동화 작용은 항진한다. 그런데 이 함수 탄소 동화작용의 항진은 췌장 기능이 왕성해짐을 표시하는 것이다. 반대로 췌장을 떼어내면 일반 물질 대사는 항진하지만 함수 탄소의 동화 작용은 감퇴한다.

둘째로, 생체에서 비장을 떼어내면 철분의 배설량이 늘어난다. 이것으로 서양 의학의 실험과 한의학의 이론이 부합되는 것을 알 수 있다. 신을 보하는 약은 철분을 꺼리며 철은 간과 신을 억제하는 힘이 있다는 것이 비장을 떼어내면 다량의 철분이 배설된다는 것으로써 증명된다.

비가 상극 관계에 있는 간과 신을 억제하기 위해서 소모하던 철분이 비를 떼어냄으로써 남아 도는 까닭이다.

쇠는 물을 낳는다(金生水)-폐와 신의 관계

흙은 물을 이기니까(土克水) 쇠를 낳고 또 쇠가 물을 낳아서 물을 보충하려는 것이다. 폐와 신(腎) 사이에 어떠한 신경적 또는 화학적 상호 관련이 있는지 아직 밝혀져 있지 않으나, 극히 상식적으로 생각해도 폐는 수분을 발산하고 신은 수분을 배출하는 것을 알 수 있다. 폐가 피로하면 소변이 불그레하고 양이 적고 누기가 힘들며, 폐가 건강할 때는 소변이 맑다. 소변의 상태는 신장의 상태를 대변하므로 여기서도 신과 폐의 관계를 알 수 있다. 그리고 또 반대로 신장병이 있을 때는 부종(浮腫)이나 폐수병(肺水病)이 생기거나 호흡 곤란이 일어나기도 한다.

쇠는 나무를 이긴다(金克木)-폐와 간의 관계

산(酸) 과다증이 있을 때 보이는 베타 산화 우락산(牛酪酸)과 아세트 초산(醋酸)은 건강체에서는 산화되어서 탄산과 물로 바뀌고 산화 작용을 면한 소량의 아세톤이 오줌으로 배설된다고 한다. 그런데 이 산화 작용이 충분하지 못하여 피 속에 이런 물질이 다량으로 머물러 있을 때 간장 질병과 산 과다증을 보게 된다고 한다.

산화 작용은 산소의 공급에 의하고 산소는 폐에서 공급하므로 이 관계를 쇠는 나무를 이긴다(金克木)고 볼 수 있다. 이 원인과 결과를 거꾸로 본다고 하더라도 두 장기의 상호 작용에는 변동이 없을 것이다. 또, 분노는 간에 속한 감정인데 폐가 약하면 화내기 쉽고 또 분노가 오랜 시간 계속되면 폐가 상한다. 성나는 것을 일컬어 부화가 난다고 하는 것은 이런 것과 통한다.

가을철은 쇠가 왕성해지는 계절이다(金旺之節). 나무 곧 간의 활동이 눌리기 때문에 한스러운 감정이 강하게 작용해서 가슴이 쓰리다.

물은 나무를 낳는다(水生木)-신과 간의 관계

황달이 있을 때 신장의 상피세포(上皮細胞)가 퇴행성 변화를 보이며, 간장·종양·담석·담도(膽道)의 염증 같은 것이 나타나는데 이것이 상생의 관계를 증명한다. 한쪽에 고장이 생기면 다른 쪽에 곧 영향이 미치게 되는 것은 상생을 하지 못하기 때문이다.

또 요독증(尿毒症)과 비슷한 것으로 자간(子癎)이라는 것이 있는데, 자간으로 죽은 사람을 해부해 보면 간장 출혈이 될 때가 많다고 한다.

물은 불을 이긴다(水克火)-신과 심의 관계

심장의 활동이 왕성하면 체온이 올라가는 것으로 보아 심은 불(火)이다. 이 심의 작용이 지나치게 왕성하지 않도록 억제하는 어떤 힘이 몸 안에 있는데, 이것을 물(水)이라고 한다. 이 물의 작용은 심장 억제 신경 중추를 자극하는 어떤 호르몬에 의한 것으로 추정되며, 이 호르몬의 분비 기관이 신(腎)에 속한 것으로 본다.

실제로 계속적으로 색(色)에 탐닉해서 생식기 계통이 피로하면 신열이 나는 것은 누구나 다 경험하는 일이다. 이것을 한의학에서 음이 허하고 불이 동한다느니(陰虛火動), 물은 마르고 불길이 성하다느니(水虧火盛) 하는데, 곧 불을 억제하는 물의 힘이 약해지니까 불길이 성해진다는 말이다. 여기에서 신이라는 것은 넓은 뜻의 신이 아니고, 진음(眞陰)의 신(腎)이다.

나무는 불을 낳는다(木生火)-간과 심의 관계

복강(腹腔) 내장의 모세관에서 일어나는 문맥(門脈)은 간장 중에서 다시 모세관에서 갈라져 나와 간 정맥에 옮겨간다.

이것만으로도 간장이 혈액 순환에 대해 특별한 관계를 가진 것을 추측하기가 어렵지 않다.

한의학에서 간을 혈해(血海)라고 하고 간장혈(肝臟血)이라고 해서 피에 관련된 장기로 보는 것이 여기에 합치된다. 이제까지 규명된 간장의 작용 가운데 몇 가지 예를 들면 다음과 같다.

첫째, 간장은 영양분을 저장한다.

둘째, 간장의 분비물인 담즙은 강한 쓴맛을 지닌 액체인데 쓴 맛은 심장의 흥분을 가라앉힌다. 심장은 전혀 쉴 수 없으므로 그 일하는 상태를 조절해서, 흥분되면 가라앉히고 피로하면 회복시켜야 하는데 이 책임을 맡은 것이 간이다.

황달에 담즙 성분이 다량으로 피 속에 흘러들었을 때 맥박이 느려지는 것은 간장이 심장의 힘든 일을 경감시키는 작용의 정도가 지나친 까닭이다. 화학적으로는 담산염(膽酸塩)이 심장과 미주 신경(迷走神經)에 작용한 것으로 추측된다.

셋째, 간장은 혈액 중의 독이 있는 물질을 해독시키는 기관이다.

넷째, 산(酸)은 칼슘을 녹이기 때문에 혈관벽에 석회가 가라앉아서 굳어질 경우에 그것을 녹여서 없애는 것으로 상상할 수 있으므로, 이것이 심장의 부담을 크게 덜어 준다.

위에서 든 네 가지 작용이 모두 심장을 돕는 역할을 하니, 이로써 나무는 불을 낳는다(木生火)는 말을 충분히 이해할 수 있다.

한의학에 심은 임금 불(君火)이요, 담은 신하 불(相火)이며, 담은 심에 대해 재상이 임금에게 보필하듯이 위험하거나 해로운 것은 오는 대로 없앰으로써 심장을 침범하지 못하도록 한다고 되어 있다.

[나무는 흙을 이긴다(木克土)-간과 비의 관계]

담즙과 췌액은 서로 대립되어 있는데 담즙은 간에 속하고 췌액은 비에 속한다. 담즙은 산성이요, 췌액은 알칼리성이다. 한의학에서는 산성 소화액은 모두 간에 속하고 알칼리성 소화액은 모두 비에 속한 것으로 되어 있다. 위산 과다증의 원인을 '나무가 삿되게 흙을 업신여긴다(木邪侮土)' 또는 '간이 삿되게 비를 업신여긴다(肝邪侮脾)' 라고 한다.

간장 경변증(硬變症)을 만성 위 카타르로 인해 생성된 이상 발효 생산물 중독의 결과라고 추정하는 학설도 있다. 이 학설의 정확성에 대해서는 잘 모르겠지만 아무튼 간과 비위(脾胃) 사이에 관계가 있는 것만은 추측할 수 있다.

그리고 피 속에 산이 다량으로 함유되어서 췌장의 내분비에 이상이 생기면 당분이 피 속에 지나치게 많아져서 당뇨병이 생긴다는 학설도 있다.

신것(酸)은 간에 속하는 맛이요, 단것(甘)은 비에 속하는 맛이니, 산 과다증에 당뇨병이 따라다니는 것은 간과 비의 대립 관계에 의함이다. 이는 마치 대립되는 두 나라가 군사력으로 세력 균형을 이루는 것과 같다.

제
3
편

증후학

한의학은 전체가 증후학(證候學)이다. 그러므로 여기에서 증후학이라는 것을 따로 내세울 필요가 없으나 처음 한의학에 접하는 사람들에게 학습의 편의를 제공하고 증세를 대할 때 참고하게 하기 위해서, 맥학(脈學)과 경락학(經絡學) 이외의 것을 대략 통일하여 이 증후학 편을 만든 것이다.

맛

맛(味)은 한의학상 대단히 중요한 것이다. 약성학(藥性學)의 기초가 맛과 기(氣)인데 증후학에서도 이 맛은 중요한 지위를 차지하고 있다. 미각의 변화와 좋아하는 음식물의 맛의 특성으로써 그 사람의 체질과 증후를 규명할 수 있기 때문이다.

사람의 얼굴이 다른 것과 같이 식성도 다 저마다 다른 것은 사람의 체질이 다 다르기 때문이다. 매운 것을 좋아하는 사람, 단 것을 좋아하는 사람, 짜게 먹는 사람, 담백하게 먹는 사람, 쓴것·신것을 즐기는 사람이 모두 다르며, 매운 것을 좋아하는 사람 중에도 고추·후추·마늘·겨자 등 선택하는 것이 다 다르다.

그러므로 갑이 좋아하는 것을 을에게도 좋아하라고 강요할 수는 없는 것이다.

[맛과 생리적 현상]

맛이 인체에 영향을 끼치는 것은 대개 두 가지 방면에서 살펴볼 수 있다. 하나는 감각 신경에 의한 것이고 다른 하나는 화학적 작용에 의한 것이다.

먼저 미각 신경에 대해서 살펴보면, 우리가 맛을 알 수 있는 것은 혀에 분포되어 있는 미각 신경의 보고에 따르는 것이다. 맛의 종류에 따라서 느끼는 부위가 따로 정해져 있는데, 매운 맛(辛)은 혀 끝에, 단맛(甘)은 가운데, 쓴맛(苦)은 목구멍 쪽에서 잘 느낄 수 있다.

사탕 덩어리를 아주 안쪽에 집어넣고 혀를 누르면 별로 단맛을 느끼지 못하고, 백설기 덩어리를 집어넣은 것이나 크게 다르지 않게 느껴진다.

그리고 매운 것을 지나치게 먹으면 혀 끝이 타는 듯한 아픔을 느끼며, 온몸에 불기가 확 돌고, 땀이 버쩍 난다. 이것은 어떤 특정한 미각에 의해서 영향을 받는 특정한 기관과 조직이 있다는 증거다. 매운 맛을 예로 들면, 매운 맛은 다음과 같은 작용을 한다.

첫째, 폐의 호흡을 깊고 두텁게 한다.

둘째, 심장의 가속 신경(加速神經)을 자극하여 열이 나는 것을 돕는다.

셋째, 땀의 분비를 조장한다.

넷째, 입과 코 및 피부 전체의 공기 구멍을 열어 놓는다.

맛의 화학적 작용을 살펴보면, 다음 두 단계로 나눌 수 있다.

첫째, 맛의 자극에 의해 혀 조직에서 어떤 화학 물질이 생성되어서(호르몬) 그것이 혈액에 흡수되고, 특정한 기관을 자극해서 일정한 생리적 변화를 일으키는 것으로 추정된다. 매운 맛을 지닌 음식물이나 단맛을 지닌 음식물을 섭취하면 혀에 저마다 독특한 점막이 생기는 것으로 보아 이런 화학적 작용이 일어남을 추측할 수 있다.

둘째, 음식물 자체가 소화 흡수된 뒤에 혈액이 순환하는 동안에 저마다 특유한 맛 성분에 따라서 특정한 기관에 작용하는 호르몬의 역할을 하는 것으로 추정된다.

[혀와 미각과 오장]

인체의 기관치고 중요하지 않은 것이 없지만 혀처럼 여러 가지로 중요하고 복잡한 책임을 진 기관이 따로 없다.

혀의 기능을 간단히 살펴보면, 먼저 혀는 언어에 의해 우리의 생각과 감정을 표시한다. 또한 임맥(任脈)의 말단을 이루고 있어서 생식기와도 밀접한 관계가 있다. 동물이 교미할 때 코와 혀가 중요한 역할을 하고 사람도 정욕이 발동하거나 성행위를 할 때 혀가 작용하는 일이 많다. 코는 독맥(督脈)의 말단이라 음경(陰莖)과 상응하고 입은 임맥의 말단이라 음호(陰戶)와 상응하고 혀는 음핵(陰核)에 상응하는 것으로 볼 수 있다.('경락학'편 참조)

또 혀는 소화와 영양에 중요한 책임을 맡고 있다. 먼저 음식물을 씹어서 고루 섞고, 위 쪽으로 음식물을 밀어 넣으며, 맛에 의해 음식물을 검사 선택하고, 받아들인 음식물의 종류를 중추에 보고하고, 각 기관에도 통지한다.

이와 같이 입은 모든 물건을 수입하는 문호이고, 혀는 모든 물건을 취급하는 관리소이기 때문에 혀에 각 장기의 출장원이 와 있는 것처럼 되어 있다.

이를테면 몸 안의 어떤 장기가 단맛을 지닌 물질을 요구할 때는 그 출장원에게 단맛을 지닌 음식물을 섭취할 것을 명령할 것이고, 그 때문에 단맛이 있는 물질이 들어오면 맛이 좋을 것이다. 그렇게 해서 요구하는 분량대로 다 섭취를 하고 난 뒤에는 그 음식이 더 들어와도 맛을 잃게 된다. 사람마다 식성과 요구하는 음식물이 다르고 한 사람의 경우에도 나이나 생리 상태에 따라서 식성이 변하는 것은 이 때문이다.

음식물은 소화기를 지나서 심장에 가서 각 기관에 배달된다. 그러므로 소화기의 상황이 혀에 나타나고, 심장의 상황이 혀에 나타나고 이어서 각 기관의 상황도 혀에 나타난다. 혀를 심의 싹이라(舌爲心之苗)고 하는 것은 심은 다른 장기의 으뜸되는 장기라 온몸의 건강을 다스리고, 혀는 전체의 건강 상태를 표현하는 기관이므로 생긴 말이다.

입안에서 느끼는 맛과 건강 상태

사람이 건강 상태에 따라서 어떤 특정한 맛을 가진 음식물을 요구하게 되고, 그 맛에 대해서 좋고 싫음을 느낀다는 것은 이미 말했거니와, 그뿐만 아니라 건강 상태에 따라서 입 안에 아무 음식이 들어 있지 않아도 저절로 입맛을 느끼는 일이 있으니, 이것은 모두 혀에 머물고 있는 각 장기의 출장원 때문이다.

음식이 들어 있지 않을 때도 입 안에서 느끼는 맛은 여러 가지가 있는데, 그 몇 가지를 들어 보면 다음과 같다.

① 쓴맛 : 입맛이 쓰다는 말이 있는데, 이것은 누구든지 지나치게 피로하거

나 지나치게 심려할 때 경험하는 일이다.

② 매운 맛 : 입 안이 알알하고 맵싸할 때가 있다.

③ 단맛 : 입 안이 달착지근할 때가 있다.

④ 신맛 : 입 안이 시금털털할 때가 있다.

⑤ 짠맛 : 입 안이 짜서 못 견딜 때가 있다.

⑥ 싱거운 맛 : 입이 싱거워서 견디기 힘들 때가 있다.

⑦ 비린 맛 : 입 안이 비릿비릿할 때가 있다.

⑧ 썩는 맛 : 입 안에서 썩는 맛을 느낄 때가 있다.

⑨ 고소한 맛 : 입 안이 고소할 때가 있다.

이러한 여러 가지 맛이 장기 기능의 변조와 밀접한 관계가 있다는 것은 의심할 나위가 없다.

[맛과 그 맛을 주관하는 장기]

≫ 쓴맛과 심

쓴맛은 심장에 작용하는 호르몬의 성질을 가졌는데, 그 증거로서 먼저 양약이나 한약이나 하리제(下利劑)는 대개 쓴맛을 지니고 있다는 것을 들 수 있다.

쓴맛은 흥분을 가라앉히고 열을 내리게 한다. 우리는 매운 것을 먹었을 때는 입을 벌려서 위로 발산시키려고 하지만 쓴 것을 먹으면 자꾸 침을 삼키게 된다. 그뿐만 아니라 쓴맛은 심장의 억압 신경과 심장에 작용하여 심장의 일을 덜어 주어 심장을 안정시키고 회복시켜준다. 담혈증(膽血症)에서 쓴맛을 지닌 담즙이 피 속에 다량으로 흘러들 때 맥박이 느려지는 것은 심장의 일을 덜어주는 정도가 지나쳐서 생긴 병적 현상이라는 것은 앞에서 말한 바 있다.

그리고 심장이 과로하면 입맛이 쓴 것을 느낄 수 있고, 심장의 활동이 왕성한 사람은 씀바귀나 개두릅 같은 것을 잘 먹는다.

그러나 몸에 열이 부족한 사람은 씀바귀 같은 것을 한 입만 먹어도 곧 토해 버리는 것을 볼 수 있다.

또 맥주는 다른 술보다 시원한 맛이 한결 더하며 취하고 난 뒤에 회복이 빠른데, 그 까닭은 맥주가 쓴맛을 많이 지니고 있기 때문이다. 속이 찬 사람은 맥주를 많이 먹으면 설사를 하고, 누구든지 맥주를 먹는 동안에는 소변을 자주 많이 보게 되는데, 이것은 알코올에 의해서 심장이 흥분되는 동시에 쓴맛을 지닌 물질에 의해 그 흥분을 한편으로 진정시키기 때문에 회복이 빠른 것이다.

≫ 매운 맛과 폐

매운 맛을 지닌 음식물이 폐에 작용한다는 것은 다음 몇 가지 예로써 짐작할 수 있다.

첫째, 매운 맛을 지닌 음식물을 먹었을 때는 호흡을 깊게 하며 입을 벌리고 혀 끝을 들고 밖으로 내분다.

둘째, 호흡이 느린 사람은 대체로 매운 음식을 좋아한다.

셋째, 감기에 걸리고 기침이 날 때 땀을 내는 약에는 대체로 맵고 더운 약을 쓴다.

넷째, 폐병에서 생기는 기침약에는 맵고 더운 약을 피한다. 그렇기 때문에 폐병에 걸린 사람은 식성도 매운 음식을 싫어하고 담백한 음식, 신 음식을 좋아하는 경향이 있다.

≫ 단맛과 비

비(脾)는 소화와 영양을 맡은 기관인데 당분은 영양 가치가 많다. 대체로 소모 병자(消耗病者-뇌짐)가 당분을 많이 요구한다.

췌액은 전분을 맥아당으로 분해하고, 맥아당을 포도당으로 분해하니 이 것으로 당분, 곧 단맛을 지닌 물질이 비(脾)에 관계된 것을 미루어 짐작할 수 있다. 당뇨병은 췌장의 병적 변화에 의해서 함수 탄소 물질 대사에 변화가 생겨서 피 속에 당분이 지나치게 많아진 것으로 본다. 단 것은 보해 주고 부드럽게 해 준다. 어린아이에게 단 것을 먹이고 표정을 보면 여간 부드럽고 환하지 않다. 어른도 마찬가지로 당분이 입에 들어가면 입맛을 부드럽게 다셔서 맛을 즐기게 되며 안면 근육이 누그러져서 만족한 표정과 비슷한 표정이 된다.

≫ 신맛과 간

몸 안의 산(酸)은 모두 간(肝)에 소속된다.

이제 몇 가지 실례를 들면, 첫째로 담즙은 산성 소화액이다. 둘째로 산 과 다증은 간장의 병적 변화로 말미암아 생기는 현상이니, 이것이 산과 간의 관계를 입증해 준다. 셋째로 아이를 밴 여자는 정신에 변화가 일어나 신경질이 되고 감정이 극렬하며 신맛을 지닌 음식물을 많이 찾는데, 노하기 쉬운 것은 간에 연관된 감정이며, 신맛을 즐기는 것은 간의 요구에 따르는 것이다. 그러므로 아이 밴 여자가 간장의 왕성한 활동이 필요한 것은 틀림없는 사실이다. 그러면 그 이유는 무엇일까?

거기에 대해서 명확한 학술적 근거를 대기는 어렵고, 다만 생각나는 대로 몇 가지 이유를 들면 다음과 같다.

① 간과 담은 투쟁의 동력을 만들어내는 기관인데, 몸 안에 귀중한 태아를

가졌으니까 그것을 잘 보호하기 위해서 간과 담의 활동이 왕성해지는 것으로 볼 수 있다. 성격이 날카로워지는 것이 그 증거이다.

② 간장혈(肝臟血): 간은 심(心)과 상생 관계에 있으며 혈해(血海)라고 한다. 남자에 있어서는 기(氣)를 다스리고 여자에 있어서는 월경과 태아의 영양 같은 것을 맡는데, 대체로 젊은 여자가 남자보다 신맛을 지닌 음식물을 더 좋아하고 아이 밴 여자의 경우에는 더욱 심하다. 이것은 아이를 가졌을 때는 간장의 활동이 왕성하며 그로 인해서 신맛을 지닌 물질을 다량으로 요구하는 것으로 볼 수 있다.

③ 간장에서는 적혈구를·파괴하고 만들어낸다.

④ 간장은 해독(解毒) 작용을 하는데 태아에게 독이 있는 물질이 침범 못하게 하기 위해서 그 작용이 더 왕성한 것으로 추측된다.

⑤ 혈액 중에 산(酸)을 다량으로 흘려 보내 췌장으로 하여금 다량의 당분을 혈액 중에 내보내게 해서 간접적으로 태아에게 영양을 공급하려고 하는 것이라고 여겨진다.

⑥ 췌장을 견제하여 함수 탄소 외의 물질 대사를 왕성하게 하고 특히 신의 작용을 촉진하여 석회 물질 대사를 왕성하게 해서 태아의 뼈를 생성하게 한다고 볼 수 있다.

⑦ 신맛은 수렴성을 지녀서 에너지의 손실을 막는 힘이 있다고 본다.

≫ 짠맛과 신

짠맛과 신(腎)의 관계는 다음과 같이 몇 가지 설명을 덧붙이면 쉽사리 이해될 수 있다.

① 몸 안의 염분이 땀을 통해서 조금 배출되는 외에는 대부분 소변으로 배설된다.

② 염분은 여러 가지 물질을 부드럽게 하고 녹인다. 싱싱한 야채에 소금을 치면 후줄그레해지는 것과 같은 이치로 인체 내에서도 혈구(血球)와 조직의 세포에 대해서 이와 비슷한 작용을 하는 것으로 추측된다.

피를 토할 때 소금물을 먹으면 진정되며 간질이 발작할 낌새가 보일 때 소금물을 먹으면 무사히 넘어가는 수가 있다. 이것으로 염분이 혈액의 활발한 순환력을 부드럽게 하는 것을 알 수 있다.

혈액이 순환하는 힘을 견제하는 것은 불을 이기는 물(水克火) 곧 신의 작용이요, 근육이 뻣뻣해지는 것을 부드럽게 하는 것은 간이 근육을 맡고 있으므로 간을 돕는 것이 신의 작용인 것으로 보아(水生木) 역시 염분의 작용이 신에 속함이 틀림없다.

③ 음식물에 염분이 많은 것을 요구하는 사람, 곧 짜게 먹는 사람은 대개 정력이 왕성하지 못하고 성적 활동이 부진하고 체질이 정적(靜的)이다. 짠맛을 지닌 물질이 삶의 힘을 억제하는 것은 사실이다. 삶의 힘을 억제하는 힘은 음(陰)이요, 음은 물(水)이요, 물은 신에 속하니, 짠맛을 지닌 물질의 작용이 신에 지배를 받는다는 결론이 나온다.

④ 염분을 많이 섭취하면 그에 따라 물을 많이 마시게 된다. 물을 요구하는 것은 바로 신이다. 간단하고 쉬운 요법으로 화상을 입었을 때 기름(유기물에서 추출된)에 소금을 개어 바르면 잘 듣고 밥이 탈 때 불 위에 소금을 뿌리면 탄내가 안 나는 것도 거짓말 같은 사실이다. 이것은 물은 불을 이기는(水克火) 원리 또는 물과 소금의 관계를 가리키는 것으로 해석할 수도 있다.

⑤ 어떤 여자가 아이를 낳은 뒤에 몇 개월 동안 소금기라고는 전혀 입에 대지 않고 맨밥만 먹는 것을 본 일이 있다. 이것은 아이를 낳을 때 피를 많이 쏟아서 그것을 보충하려고 염분의 섭취를 거부한 것이 아닌가 추측된다. 곧 소금이 피를 굳게 하는 작용을 하는데, 피가 모자라니까 굳어지는 것을 피

하고 삶의 힘이 활발하게 움직이도록 염분을 거부한 것이다.

⑥ 부종(수종)은 신장병이 원인으로, 수분과 염분이 지나치게 몸 안에 많이 쌓여서 수혈증(水血症), 과염혈증(過鹽血症) 등을 일으키는 것으로 보인다.

≫ 싱거운 맛과 신

싱거운 맛(淡味)은 특징이 없는 맛이지만 맛이 전혀 없는 것과는 다르다. 그 까닭은 싱거운 맛을 지닌 것도 맛의 느낌으로 그 종류를 구별할 수 있기 때문이다.

백복령(白伏令)이 싱거운 맛을 지니고 있고, 토마토는 싱거운 맛에 단맛이 섞여 있다. 이렇게 담백한 맛을 가리켜 싱거운 맛이라고 한다. 싱거운 맛을 지닌 것은 배설을 잘되게 한다. 싱거운 맛도 역시 신에 관계된 맛이다. 백복령은 소변에 좋고 수박도 훌륭한 이뇨제이자 열을 식히는 약이다.

토마토도 서양에서 식이 요법에 중요한 몫을 차지하고 있어서 소모병(消耗病)과 특히 뼈의 질병에 좋다고 하는데, 뼈는 신에 속하는 것이다.

색

사람의 안색이 다 다른 것은 그 체질이 모두 다르기 때문이다.

같은 사람이라도 감정의 변화나 건강 상태의 차이에 따라서 얼굴빛이 늘 바뀐다. 성이 몹시 나면 안색이 새파래지고, 기쁘면 붉어지고, 겁나면 검어지고, 애를 쓰면 하얘지고, 몹시 생각하면 노래진다. 우리말에 '얼굴이 하얗게 질린다', '얼굴이 붉으락푸르락하다', '얼굴빛이 먹장 같다' 같은 표현들을 생각하면 된다.

생각을 많이 하는 사람은 대개 소화 불량증이 있고 소화 불량증이 있는 사람은 얼굴이 노랗다. 잘 웃는 사람은 심장의 활동이 왕성하고 얼굴이 붉으며, 애를 많이 쓰는 사람은 늘 한숨 쉬고 얼굴이 희다.

그래서 이 표면에 나타나는 색으로써 내부 장기의 상태를 관찰할 수 있다. 색은 얼굴에만 드러나는 것이 아니고 대변·소변·월경·대하의 색깔, 혀에 낀 설태(舌苔)의 색깔, 입술·눈알의 색깔 등 여러 가지 형태로 드러나서 장기의 상태를 보여 준다.

[색과 관련된 장기]

붉은색은 심장에 관계되고 흰색은 폐에, 노란색은 비에, 푸른색은 간에, 검은색은 신에 관계된다.

장기	심(心)	폐(肺)	비(脾)	간(肝)	신(腎)
색	붉은색(赤)	흰색(白)	노란색(黃)	푸른색(靑)	검은색(黑)

≫ 붉은색과 심

붉은 것은 불(火)의 색깔이니, 붉은빛은 심에 관계된 빛이다. 심장의 활동이 왕성하면 얼굴이 붉어지는 것이니, 기쁨의 감정이 작용해도 붉어지고 신열이 날 때도 붉어지고, 술을 먹어도 붉어진다. 모두가 심장의 왕성한 활동에 기인함이 틀림없다. 그러나 붉은색이 드러난다고 해서 심장이 건강하다고 생각해서는 안 된다. 같은 붉은색이라도 건강색이 있고 불건강색이 있다. 적색은 파장이 가장 긴 색으로서 양색(陽色)이다. 수종(水腫) 중에 심장성 부종(浮腫)은 안색이 적자색(赤紫色) 또는 갈색으로 된다.

>> 흰색과 폐

흰색은 폐에 관계된 색이니, 근심이 많은 사람은 늘 한숨을 쉬고 안색이 희다. 그리고 선천적으로 폐가 약한 사람은 대개 얼굴이 희다. 이런 사람은 홍조만 띠지 않으면 그냥 건강을 유지할 수 있다. 그러나 여기에 홍조를 띠어서 도화색(桃花色)이 되면 폐병이 진행되는 징조다. 얼굴빛이 희고 윤택한 사람은 도량이 크고 생각이 깊어서 큰 정치를 할 소질을 지닌 사람, 이른바 귀인(貴人)이 많다고 한다.

>> 노란색과 비

노랑은 흙색이니 비위(脾胃)는 흙과 같다. 비(脾)는 피를 만들고 위(胃)는 양분을 섭취하여 우리 몸의 살을 만들어내는 것이 마치 만물을 길러내는 흙(土)과 같다는 것이다. 소화기가 튼튼한 사람은 얼굴에 황색을 띠고 윤택하며, 소화기에 병이 있는 사람은 얼굴에 황색이 돌며 수척하거나 피로하거나 무어라고 꼭 집어 말하기 어려운 병색을 띤다.

>> 푸른색과 간

붉은색은 동맥성 충혈 때문이므로, 심장의 활동이 맹렬하여 동맥의 피가 다량으로 신속하게 흘러가기 때문에 조직에 접촉할 시간이 적다. 따라서 조직에 산소를 나누어 주는 양이 적고 혈액 중에 산소가 많이 남아 있어서 밝은 붉은 색을 드러내는 것이다.

청색은 정맥성 충혈에 의해서 조직이 청색(또는 짙은 보라색이나 검은색)으로 변하는 것이다. 이 정맥성 충혈은 심장의 활동이 약할 때 보이는 현상인데 심장의 활동을 절제시키는 것은 간장이다. 그리고 어쩌면 간장에서 청색 물질을 분비하는지도 모른다. 청색은 파장이 짧은 광선으로서 가라앉히는 빛이다. 붉은색을 보면 흥분이 되나 푸른색을 보면 마음이 가라앉는다. 푸른 산을 바라보거나 숲속에 들어가면 까닭 모르게 세상을 벗어난 듯한 느낌을 가지게 되는 것은 색깔의 영향이 크다. 사나운 소나 말에게 파란 보자기를 흔들면 사나운 기세가 덜해진다고 한다.

그러면 어떻게 해서 간장은 푸른색을 드러낼까? 청색은 가라앉히는 빛이며 활동을 억제하는 빛이다. 그런데 앞에서 여러 번 말한 바와 같이 간장은 투쟁을 맡는 기관이다. 투쟁의 동기는 분노이므로 분노의 감정은 간에 속하고 분노할 때는 푸른색을 띠게 된다. 청색은 두 가지 투쟁에 필요한 작용을 하는데, 하나는 대내적으로 심장의 활동을 절제하는 일이다.

다시 말하면 에너지를 절약해서 축적했다가 한순간에 폭발시켜서 맹렬한 투쟁을 하려는 것이다. 또 하나는 대외적으로 적에게 청색을 드러내서 상대방의 활동을 가라앉히고 억제하는 동시에 공포심을 불어넣는 것이다. 그러기 때문에 보통 때 얼굴이 푸른 사람은 신경질이 되어서 화내기 쉽고, 소화 불량에 걸리는 일이 많다. 이 소화 불량은 간과 비, 곧 나무와 흙의 대립 관계에서 말미암는 현상이다.

≫ 검은색과 신

검은색은 물의 색이고 그늘과 추위의 색이다(陰寒之色). 밤이 오면 깜깜하다. 추우면 안색이 검어지고 크게 공포를 느껴도 검어진다. 평상시에 얼굴이 겁에 질린 사람처럼 검은 사람은 성적으로 대단히 쇠약하고 용기가 부족하고, 건강하면서 검은빛을 띤 사람은 성적으로 대단히 강하고 정력이 무진장이다.

임신하면 피부색이 변한다. 앞이마·콧날·눈자위·입 둘레에 주근깨·검버섯 등 검은색이 돌고 배의 정중선, 곧 임맥의 선에 색소가 눌어붙어서 검은색이 나타나며 외음부와 질에 암갈색의 색소가 가라앉는다. 또 갑상선 기능 항진의 결과로 보는 바세도우씨병에도 검정색을 관찰할 수 있다.

≫ 건강색과 불건강색

건강색과 불건강색을 말로 설명하기는 대단히 어렵다. 많은 사람의 혈액을 주의깊게 살펴서 관찰력을 기르는 수밖에 없다.

은행에서 돈을 만지는 사람이 위조 지폐를 식별해 내는 것과 마찬가지로 가짜 돈과 진짜 돈의 차이는 느낌으로 알지만 구별하는 방법을 다른 사람에게 설명해 줄 수 없는 것처럼 사람의 혈색도 마찬가지이다. 건강과 불건강을 색으로 판단하는 것이 한의학에 아주 중요하니, '모습을 보고 색깔을 살핀다(觀形察色)'라는 것이 바로 그것이다. 실상 모습과 색깔을 관찰하는 것이 한의학에만 필요한 것은 아니고 서양 의학에도 필요하고 우리가 나날이 생활해 가는 데에도 다른 사람의 감정을 잘 관찰하는 것이 필요하다.

사람의 안색을 관찰하는 데는 '기(氣)'라든가 '신(神)'이라는 것이 있는지 없는지 주의해서 보아야 한다. 우리는 보통 말하는 중에도 '기색이 안 좋다', '신수가 훤하다' 같은 말을 자주 쓴다. 이 '기'와 '신'이라는 것은 우리가 감지할 수 있는 형태가 없는 생명의 약동을 표현하는 말이다. 이것을 다시 구분하면 '기'는 감정의 무형적 표현이고 '신'은 생명력, 곧 건강 상태의 무형적 표현이다. 기색이 좋지 않다는 것은 감정이 상했다는 것이요, 신색이 좋지 못하다는 것은 병이 있어 보인다는 말이다.

안색은 색의 종류를 가리지 않고 생기가 있어야 한다. 수척해도 생기가 돌면 신색(神色)이 좋고 비대해도 생기가 없으면 신색이 안된 것이다.

사람마다 그 특질에 따라서 고유한 혈색이 있고 생활 환경에 따라서 혈색이 다소 변한다. 늘 햇볕을 쬐는 농부는 피부가 검고, 늘 책상머리에 앉아서 공부하는 학자는 피부가 희다. 그러나 같은 정도의 햇볕을 받더라도 얼굴색이 다 다르며 같은 정도로 방구석에만 틀어박혀 있어도 얼굴색이 저마다 다른 것은 모두 각자의 특질에 기인한다. 특히 생기만 돌면 건강색이다. 붉은 빛에 생기가 돌면 심장이 튼튼하고 생기가 없으면 심장이 무리한 활동을 해서 과로한 것이다.

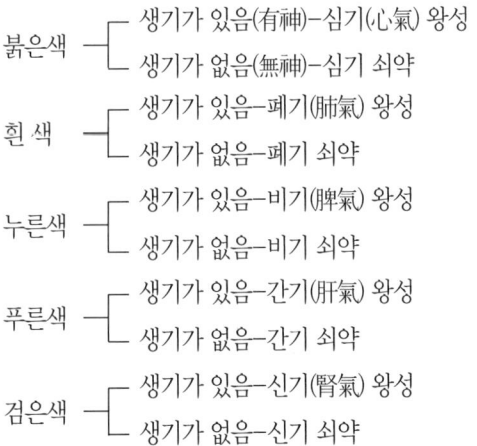

붉은색 ┬ 생기가 있음(有神)–심기(心氣) 왕성
      └ 생기가 없음(無神)–심기 쇠약

흰 색 ┬ 생기가 있음–폐기(肺氣) 왕성
     └ 생기가 없음–폐기 쇠약

누른색 ┬ 생기가 있음–비기(脾氣) 왕성
      └ 생기가 없음–비기 쇠약

푸른색 ┬ 생기가 있음–간기(肝氣) 왕성
      └ 생기가 없음–간기 쇠약

검은색 ┬ 생기가 있음–신기(腎氣) 왕성
      └ 생기가 없음–신기 쇠약

배합색의 상생과 상극

사람의 혈색은 다섯 가지 색 중에 어느 한 가지 색만 단순하게 나타나는 것이 아니다. 다섯가지 색이 조금씩은 다 표현되는데, 적이니 청이니 하는 것은 그 가운데 가장 도드라진 색을 일컫는 말이다. 그러므로 실제로 색깔을 살피려면 아주 복잡하지만 통틀어서 생기가 있느냐 없느냐에 따라 건강함과 건강하지 않음을 판단하면 된다.

그런데 강한 색이 하나만 있을 때도 있고 두 가지, 세 가지, 네 가지, 어떤 때는 다섯 가지가 다 경락에 따라 뚜렷하게 드러나는 때가 있다. 다섯 가지 색이 다 도드라지게 나타나면 죽을 때가 가까워 온 징조다. 병자를 살필 때 얼굴에 낙엽색이 돌면 불길하다는 것이 이 뜻이다. 낙엽에는 홍색 · 황색 · 청색 · 백색 · 흑색이 모두 있다.

여러 색이 섞여 있을 때는 대체로 다음 두 가지 기준에서 관찰하는 것이 좋다.

첫째로, 상생 관계의 장(臟)의 색은 좋다. 예를 들면 황색과 백색(土生金), 백색과 흑색(金生水), 흑색과 청색(水生木), 청색과 적색(木生火), 적색과 황색(火生土)이 섞여 있는 것은 대개 탈이 적다.

둘째로, 상극 관계의 장의 색이 배합된 때는 대개 불건강하다.

① 적색과 백색(火克金)

이 색은 도화색(桃花色)이니 가장 화려한 색이지만 건강과 수명으로 보아서는 대단히 좋지 못한 색이다. 서른 살 미만의 폐병 환자 중에 이 색이 가장 많다. '어릴 때 얼굴에 꽃이 핀 사람은 일찍 죽는다(少年面上花開夭)'는 말이나 '미인박명(美人薄命)'이라는 말은 다 이런 측면을 가리키는 말이다.

② 백색과 청색(金克木)

안색이 창백하다고 하는 것이 이 색을 가리키는 말이니, 일찍이 과부가 되어 수절한 늙은 부인에게서 많이 볼 수 있는 색이다. 가슴에 깊은 원한을 품고(간), 시름에 겨워 탄식하기를(폐) 계속해서 오랜 세월에 걸쳐 쇠약해진 사람의 혈색인데, 음성 폐병 환자가 대개 이 색의 소유자이다.

③ 청색과 황색(木克土)

이 색이 섞이면 녹색인데 황달이 여기에 속할 것 같다. 담즙 색소에는 녹색이 있으니까 말이다. 그 밖에 분명히 이 색이라고 부를 만한 예를 찾아보기가 힘들지만, 병자를 많이 대해 보느라면 이런 색깔의 안색을 가진 사람도 있다.

④ 황색과 흑색(土克水)

만성 위장병에 걸린 사람에게서 흔히 볼 수 있는 색이다.

⑤ 흑색과 적색(水克火)

검은빛에 홍조를 띠어서 약간 흥분된 것처럼 보이는 혈색으로서 골격과 근육이 튼튼하던 폐병 환자는 대개 이런 혈색을 지니고 있다.

다만 여기에서 주의할 것은 여기에 든 보기를 가지고 확대 해석을 해서는 안 된다는 것이다. 폐병 환자 가운데 도화색을 띤 환자가 있다고 해서 얼굴에 도화색이 있으면 무조건 폐병 환자라고 믿어서는 안된다는 것이다.

몸이 약한 사람은 병리학이나 증후학의 어느 페이지를 뒤져 보거나 모두 자기에게 있는 증세와 같이 생각되기 쉽다. 이것을 읽고 나서 곧 거울을 들여다보고 "아, 흑색과 적색이구나." "이런, 청색과 황색이구나." "아이쿠, 이거 큰일났네." 해서는 못쓴다. 거울 자체가 노랗게 보이는 것도 있고 파랗게 보이는 것도 있고, 희게 보이는 것도 있을 뿐만 아니라 주위의 광선 관계로도 색이 달리 보이고, 시신경(視神經)에도 다소 결함이 있는 사람이 있다. 또한 그때그때 감정 작용에도 관계가 있으므로, 얼핏 보고 그렇게 보인다고 해서 겁을 집어먹을 필요가 없다.

그러므로 이 색을 관찰하는 것만으로 체질과 질병을 판정하는 것은 정확하지 않다. 진맥 · 경락 · 식성 · 허실 · 표리 · 상하 등 음양의 증세를 여러 방법으로 살펴서 진단을 내려야 한다.

[감정과 안색]

생물계의 현상은 실로 신비롭고 미묘하다. 어떤 일이 있더라도 오래 살아야겠다, 무슨 짓을 하더라도 죽지 않아야겠다는 것이 생물계의 모든 생명계의 노력이라고 해도 지나친 말은 아닐 것이다.

그 노력 중에서 의식적인 부분보다는 무의식적인 부분이 훨씬 더 크다. 거의 본능적이요 자연적이라고 할 수 있다.

봄에 아름다운 꽃이 피어 꿀을 분비하는 것은 벌과 나비를 초청하여 꽃가루를 날라다 주기를 바라기 때문이다. 모든 과일이 익으면 갖가지 아름다운 색깔로 자기가 있는 곳을 선명하게 드러내는 것은 종자의 전파를 동물에게 맡기기 위해서이다.

사람이 청춘기에 웃음이 많고 특히 열 일고여덟 살의 처녀가 웃음을 참지 못하는 것은 봄에 꽃이 피는 것이나 마찬가지 이치다.

그런 현상은 동물계에서 더 두드러진다. 청개구리는 주변의 색깔을 따라서 청색으로도 변하고 갈색이나 등색으로도 변한다. 문어나 오징어는 위급하면 먹물을 내뿜어서 자기가 있는 곳을 감추고 족제비나 스컹크는 급할 때 악취가 심한 가스를 방출하여 적의 추격을 막는다.

이런 것은 모두 의식적인 것이 아니고 자연적인 것이다. 이러한 생명계의 현상은 대자연의 뜻에 따르는 것인데 요새 흔히 이야기 되는 '적응성'이니 '본능'이니 '자연 치유력'이니 하는 것도 모두 대자연의 뜻에 따른다는 말이다. 인류는 생물 중에도 가장 발달된 고등 동물이다. 따라서 생명을 지키는 수단도 가장 뛰어날 것임에 틀림없다.

다음에 피부색 변화의 필요성에 대해서 몇 가지 생각해 보자.

얼굴에 적색이 나타나는 것을 기쁨·수치·정욕·열 때문에 생기는 네 가지의 홍조로 크게 나누어 볼 수 있다.

기뻐서 띠는 홍조는 상대방에게 호감을 표시하는 동시에 상대방에게도 기분이 좋게 하여 자기를 위해서 활동하도록 한다.

호의와 우려를 나타내는 수치성 홍조는 조그만 실수가 있을 때나 가벼운 잘못이 있을 때, 상대방에게 온순한 느낌을 주어 쉽사리 용서를 구하는 것이다.

또 호의와 분개를 동시에 표시하는 수치성 홍조는 대개 나이가 많은 사람이나 힘이 있는 사람이 잘못이 있을 때 손아래 사람이나 부하가 잘못을 지적했을 때 잘못 됐으니 용서하라는 호의를 표시하는 동시에 나에게 그런 말을 감히 하다니 괘씸한 놈이로군 하는 일종의 위협의 표시이기도 하다.

그리고 호의와 공포를 나타내는 수치성 홍조는 중대한 잘못을 자백하지 않을 수 없게 되었을 때의 표정이다. '낯이 벌개진다', '미안해서 어쩔 줄 모른다' 같은 말은 이런 경우에 쓰는 말이다.

정욕에 불타오를 때 띠는 홍조는 상대방에게 호의를 표시하는 동시에 아름다운 느낌을 줌으로써 상대방의 흥분을 유도하는 동시에 능동적인 행위를 촉진하려는 의사 표시이다.

열이 있어서 띠는 홍조는 생리적 활동에 의해서 부수적으로 표현되는 것이다. 대외적으로 어떤 필요가 있는지 알기 힘드나 그 색소가 외부의 광선에 대해서 생리적으로 이로운 어떤 화학 작용을 일으키는지도 모른다. 병으로 인한 안색의 변화는 모두 같은 이유에서 일어날 것이다.

얼굴이 하얘지는 것은 백색이 순결 무구한 색이므로 다른 사람의 의혹을 풀고 상대방의 동정을 사서 현재 또는 장래의 어려움을 면하려는 것이다. 근심 걱정의 색은 희다.

황색은 생각이 많은 사람에게 나타나는 색이고 청색은 가라앉히는 색으로써 격분했을 때 푸른색을 보임으로써 상대방의 감정을 가라앉히고 활동을 억제하는 효과가 있다는 것은 앞에서 말한 바 있다.

검정색은 시체의 색이므로 무저항을 표시하는 동시에 흉측하고 무서워서 상대방으로 하여금 접근하기를 싫어하게 한다.

안색 외에도 색을 살펴서 체질과 증세를 알아내는 곳이 있다.

앞에서도 말했듯이 눈동자 · 입술 · 혀 · 월경 · 대하 · 소변 · 대변 같은 것이 그것이다.

특히 어린아이는 대변에 주의해서 체질을 판단해야 한다. 어린 아이의 설사가 악화되는 순서를 보면, 푸른색을 띤 노랑(木克土), 흰색을 띤 파랑(金克木), 하얀색(젖 그대로) 순서로 변해 간다.

감정

어느 감정 작용이나 심장에 관련되지 않은 것이 없겠지만, 특히 기쁜 감정이 심(心)에 속한다. 이는 다른 감정은 다른 장기에 많이 작용하지만 기쁨(喜)만은 심장에 직접 작용한다는 것이다.

기쁘면 혈액 순환이 왕성하고 얼굴이 붉어지며 추운 줄을 모른다. 불(火)

과 붉은 색이 심에 속하니, 그것에 따르는 기쁨의 감정도 심에 속한다.

웃음은 기쁨의 표현인데 혈액 순환이 왕성한 사람은 웃음이 많다. 술을 먹어서 적당히 취하면 까닭없이 허허 웃는 것도 혈액 순환이 빨리 되기 때문이다.

사람의 일생에서 가장 웃음이 헤픈 때가 청춘기요, 그 중에도 특히 처녀 때 웃음이 많다. 사춘기 소녀는 말똥이 굴러가는 것만 보아도 웃음을 터뜨린다는 말이 있듯이 17, 8세 된 처녀들은 모이기만 하면 웃는 모습을 볼 수 있다.

그 생리적 이유를 따지면, 청춘기에는 성장 발육을 위해 남녀를 막론하고 심장의 활동이 왕성해진다. 특히 여자는 월경이 시작되고 어린애를 낳고 기를 준비를 하기 위해 한층 더 왕성한 심장의 활동이 필요하기 때문에 안 웃고는 못 배기게 되는 것이다.

이것을 생명 현상으로 볼 때는 봄에 꽃이 피는 것처럼 이성을 유인하여 수태를 하려는 방편으로 볼 수 있다. 그러므로 이 시기의 처녀는 얼굴이 잘 생기고 못생긴 것에 상관없이 성질이 사납거나 온순하거나 이성에게 혐오감을 주는 법이 없다.

또 정신 병자 가운데 자꾸 히죽히죽 웃고 춤추고 자기의 고귀한 지위와 행복한 처지를 뽐내는 사람들이 있는데 이 사람들은 대개 심장에 이상이 생겨서 정신 이상이 된 사람들이라고 할 수 있다.

근심 걱정은 폐에 속하는 감정으로 알려져 있는데, 사람이 애를 쓸 때는 누구든지 한숨이 절로 나온다. 땅이 꺼지도록 한숨을 쉰다는 말은 마음 속에 큰 걱정거리가 있다는 말이다. 근심 걱정이 심해지면 얼굴이 하얘진다. 하얀색과 큰 한숨이 모두 폐에 속한다는 것은 앞에서도 이야기한 바가 있다. 폐가 약한 사람은 까닭없이 걱정이 많다.

생각은 비(脾)에 속한다. 사람이 무엇이든지 너무 생각하면 소화력이 감퇴되고 얼굴이 노래진다. 사색을 깊이 하는 사람은 대개 소화 불량증이 있고 얼굴이 누렇다.

건강에 아무 이상이 없는데 식욕이 감퇴되는 병으로는 상사병(相思病)이 있다. 몇 날 몇 달 동안 식음을 전폐해서 얼굴이 노랗게 되어 있다가도 사랑하는 사람만 만나면 그 날부터 보통 사람 이상의 소화력을 되찾게 되는 일은 흔히 있는 일이다.

분노의 감정은 간에 속한다. 사람이 화를 몹시 내면 얼굴이 청색이 되는데, 얼굴이 파래지는 것은 심장의 활동이 늦어지기 때문이고, 심장의 박동을 느리게 만드는 것은 간의 작용이다.

노하면 눈자위의 간담 경락의 말단이 긴축된다. 그래서 우리는 화난 사람의 표정을 이야기할 때 '눈자위가 꼿꼿해진다'고 한다.

또 화를 내면 그 자리에서 옆구리가 결리는 일이 있는데 그 부위는 간담 경락이 있는 곳이다.

공포의 감정은 신(腎)에 속한다고 했다. 공포를 느끼면 얼굴이 먹빛으로 변하는데, 흑색은 신에 관계되는 색이다. 공포를 느끼면 행동과 모든 기관의 작용이 무저항적이고 소극적이 된다. 이것은 곧 음(陰)의 작용이요, 음은 신에 속한다.

매우 위급한 경우를 당할 때 허리를 못 쓰는 일이 있는데, 이곳은 신 경락이 있는 부위이다.

또 공포심이 아주 심할 때는 오줌과 똥을 배설하는 때가 있는데, 대소변을 억제하는 괄약근(括約筋)이 모두 신에 속한다.

이 밖에도 많은 실례를 들 수 있으나 이것만으로도 감정과 장기의 관계를 어느 정도 이해할 줄 안다.

[장의 허실과 감정의 양면성]

같은 장에 소속된 감정이라도 그 장이 허하냐, 실하냐에 따라 다르다. 심장이 튼튼하면 기쁨의 감정이 많고, 심장이 약하면 비애의 느낌이 많다.

다른 감정도 모두 이와 마찬가지이다. 간이 실한 사람은 분노하기 쉽고 간이 허한 사람은 원한이 많다.

신이 실한 사람은 용감하고 신이 약한 사람은 비겁하다.

폐가 튼튼한 사람은 성미가 가파르지 않고 도량이 넓으니, 일을 신중히 처리하는 사람, 물욕이 적고 고상한 사람, 우국지사, 이타적 감정이 풍부한 사람은 대개 여기에 속한다. 폐가 약한 사람은 대단치도 않은 일에 까닭없이 애달아 하고 초조해한다.

비가 튼튼한 사람은 속에 경륜과 야심이 가득하고 대개 이기적 감정이 강하며 비가 약한 사람은 공상이나 망상에 빠시기 쉽다.

그러나 실제로는 이처럼 단순한 것이 아니고 여러 가지 성격과 감정이 복합되어 있으므로 관찰을 할 때는 어느 것이 강하고 약한지 잘 분석해야 한다. 마치 우리가 삼원색으로 헤아릴 수 없을 만큼 많은 색깔들을 만들어낼 수 있는 것처럼 다섯 가지 감정으로 무한한 성격과 차별상이 나타나는 것을 볼 수 있다.

[감정과 진단]

감정은 생리적 변동이 밖으로 드러나는 모습이다. 아무리 화를 돋구더라도 분노를 불러 일으킬 만한 생리적 변동이 생기지 않으면 분노의 감정은 표출되지 않는다. 그러므로 감정의 변화는 곧 생리적 변화이며, 생리적 변화는 곧 감정의 변화라고 할 수 있다. 따라서 감정이 드러나는 것을 보아 몸의 상태를 살피는 것은 중요한 방법 중 하나이다.

무슨 병이든 감정의 변화가 따르지만 그 중에서도 가장 두드러진 것은 정신병이다.

특히 각종 망상증은 장기와 밀접한 연관이 있다.

공포 망상증은 '귀신이 나를 잡으러 온다', '아무개가 날 자꾸 때린다' 같은 근거 없는 소리를 자꾸 하는 정신 이상인데, 대체로 신(腎)과 간(肝)이 허한 데서 생긴다.

중독 망상증은 '내 밥에 누가 독을 넣었다', '이 물에 독약이 들었다' 하면서 목에 손가락을 넣어 왝왝 토하는 등의 정신 이상인데 이것은 대체로 폐와 비가 허한데서 온다.

'아무개가 우리 재산을 다 빼앗아 갔다', '누구 때문에 우리가 이렇게 되었다', '우리가 이렇게 못사는 것은 아무개 탓이다' 같이 늘 억울해하고 원통한 감정을 표시하는 피해 망상증은 대체로 간과 폐가 허한 데서 오는 것이다.

'우리 집이 못살게 된다', '지금부터 나는 가여운 신세로 전락할 것이다', '집안 사람들이나 세상 사람들이 모두 나를 해치려고 해서 나는 이제 살 수가 없다' 같은 비관적인 일만 망상하는 비관 망상증은 심과 비와 폐가 허해서 생기는 일이 많다.

질투 망상증은 가장 대표적인 것이 의처증인데 이것은 대개 간이 실해서 (한의학에서 실하다는 말은 튼튼한 경우도 가끔 가리키지만 기능이 항진된 상태를 가리키는 일이 더 많다) 생기는 정신병이다.

'이놈은 내가 꼭 혼내 주어야겠다', '아무 날 내가 그놈을 없애버리겠다', '내가 아무 나라를 쳐들어가서 꼭 우리 나라 원수를 갚겠다' 같은 투쟁적인 기분이 농후한 과대 망상증인 투쟁 망상증은 간과 신이 실해서 생기는 것이다.

과대 망상증 가운데 '나는 천재다', '나는 왕이다', '나는 옥황상제의 딸이다', '나는 무슨 산신령이다' 같은 교만 망상증은 대개 신(腎)이 실해서 생기는 것이고, '나는 큰 부자가 되었다', '나는 세상에서 가장 행복한 사람이다' 같은 행복 망상증은 대개로 심(心)이 실해서 생기는 것이다. 또한, '나는 곧 큰 부자가 된다', '이번에 물건을 사면 큰 수가 난다' 같은 투기 망상증을 일으켜서 대규모의 투기에 손을 대 큰 손해를 보는 것은 대개 비(脾)가 실해서 생기는 것으로 볼 수 있다.

또 쾌활하고 수다스럽고 쉴 새 없이 몸을 놀리고, 고성 방가를 하거나 춤을 덩실덩실 추는 정신 병자는 심이 실한 것으로 결혼을 하고 얼마 안 되어서나 첫임신을 했을 때나 첫아이를 낳고 난 뒤에 흔히 이런 정신병이 생긴다.

그리고 늘 울적해 있거나 눈물을 흘리거나 자살을 기도하는 정신병은 대개 폐와 비가 허한 것이다.

자꾸 한숨을 쉬고 근심 걱정이 마음에서 떠나지 않는 것은 폐가 허한 것이요, 늘 생각에 골똘히 잠겨서 '누구를 만나봐야 한다'고 사랑하는 사람의 이름을 들먹이거나 '어떤 선생이 나에게 유달리 친절했다', '어머니가 나를 끔찍이 위해 주셨다' 같은 말을 입에 담고 있는 사람은 비에 탈이 있는 것이다.

그 밖에 폭행을 하거나 악을 쓰거나 통곡을 하는 것은 간에 관계된 정신 이상이고, 겁이 많아서 자꾸 몸을 감추고 무섭다고 하며 보호자를 찾는 것은 신이 허하기 때문이다.

조직

인체의 조직과 장기는 밀접한 관계를 가지고 있다. 그것을 도표로 그리면 다음과 같이 된다.

장(臟)	심(心)	폐(肺)	비(脾)	간(肝)	신(腎)
조직(組織)	피(血)	살갗(皮)	살(肉)	힘살(筋)	뼈(骨)

심장이 피를 주관하는 것은 따로 설명할 필요가 없을 것이다.

폐는 피부를 주관하는데, 그 까닭은 피부의 작용과 폐의 작용을 비교해 보면 알 수 있다.

첫째, 폐는 수분을 발산하는데 피부에서도 땀을 흘려서 수분을 발산한다.

둘째, 폐에서 호흡에 의해 산소를 섭취하고 탄산을 배출하는데 피부에서도 소량의 산소를 흡수하고 탄산을 배출한다.

셋째, 피부에 찬 기운이 와 닿으면 그 영향은 폐로 간다.

넷째, 피부에 탄력이 많고 튼튼한 사람은 폐결핵에 잘 걸리지 않고 피부가 약하고 아름다운 사람은 피부가 유연하거나(청소년의 경우에 많다.) 또는 건조하고 거칠다(장년이나 노인의 경우에 많다).

비(脾)는 살을 주관하는데, 비가 피를 만들고 위는 영양분을 섭취하여 둘이 함께 살을 빚어낸다. 그리고 비의 기능이 항진되어 있는 사람은 비만하다.

간은 근육을 주관하는데, 근육은 운동과 관계가 깊고, 운동은 운동 신경의 명령에 따르며, 신경 계통의 고장은 간장에 관계된다.

그 이유는 간장은 독을 제거하는 해독 작용을 하는데 간장의 작용이 불완전하면 혈액 속에 있는 독소가 신경 중추 또는 말초를 침범하여 근육의 신축에 이상이 생긴다.

한의학에서 풍(風)이라는 것은 신경 계통의 병인데 풍은 간에 속한다고 해서 그 원인이 간에 있으며, 그 병적 현상은 근육에 나타나기 때문에 간은 근육을 주관한다고 하는 것이다.

신이 뼈를 주관한다는 것은 다음 몇 가지 이유에 따른다.

첫째, 갑상선 기능이 약화될 때는 뼈와 생식기의 발육이 불완전해진다.

둘째, 부갑상선을 떼어내면 석회 물질의 대사에 이상이 생겨서 이와 뼈에 석회가 앉는 데 장애가 생김으로써 자연 골절이 일어나거나 골절의 치유가 늦어진다.

셋째, 흉선을 떼어내거나 기능이 상실되면 뼈와 생식기에 현저한 병적 증세가 나타난다. 뼈, 특히 긴 뼈의 발육 불완전으로 작아지고 석회 침착(沈着)의 장해로 뼈가 휘거나 부러지기 쉽고 정충(精蟲) 발생에 장애가 생긴다.

넷째, 어린 동물의 대뇌하수체를 떼어내면 뼈 발육의 이상으로 몸이 작아지고, 정충·난세포의 형성이 정지되는 등 생식기의 발육이 불완전해지며 다뇨증(多尿症)이 생긴다.

다섯째, 생식선을 떼어내면 수염·겨드랑이털·음모·생식기·뼈의 발육이 불완전해지고, 여자는 자궁이 위축되고 월경이 끊어진다.

이것으로써 신과 뼈의 관계가 밀접하다는 사실이 분명해진다.

계절

계절에 따라 특히 활동을 많이 하는 장기가 있으니 이것을 왕성하다는 의미에서 '왕(旺)'이라고 표현한다. '수왕지절(水旺之節)', '인월(寅月)'이니 '자월(子月)'이니 하는 설명 방식이 현대인에게 맞지 않는 것은 분명하지만, 현대 과학에서 인정하는 다윈의 진화론에 정확성이 있다면 이 '오왕지설(五旺之設)'도 부인하기 힘들 것이다. 생물은 진화를 할수록 그 조직과 생리적 기구가 복잡하고 미묘해지는 것이다. 그렇게 발달되는 이유는 환경에 적응해서 삶을 잘 유지해 나가려는 데 있다.

그렇게 따지면, 계절에 따라서 기후의 변화가 생기므로 그 기후의 따뜻하고 시원하고 덥고 추움에 따르는 생리 작용의 변화가 있다는 것은 당연한 일이다. 어떤 인체 기관이 그 변화에 가장 민감한지 알아야 할 것이다.

식물의 경우를 살펴보아도 봄에는 싹이 돋고 꽃이 피고, 여름에는 잎이 무성해지고 가을에는 열매가 익고 겨울에는 기운이 뿌리 쪽으로 몰린다. 이와같이 사람도 역시 생명계의 일반 원칙에 따라 계절마다 특히 활동을 왕성하게 하는 장기가 있다.

음력으로 1월과 2월은 특히 간의 활동이 왕성한 계절인데 한의학에서는 이때를 '간이 왕성한 때(肝旺之節)' 또는 '나무가 왕성한 때(木旺之節)'라고 부른다. 우리는 다음과 같은 사실로서 음력 1, 2월에 간의 활동이 왕성한 것을 미루어 알 수 있다.

첫째로, 간은 영양분을 저장한다. 자연계의 생장 발육기를 앞두고 심장의 왕성한 활동을 준비하는 것이 간장의 임무이다.

둘째로, 아이를 밴 여자는 간장의 활동이 활발하다. 봄은 온 세상이 아이를 가진 여자와 같은 상태에 있으므로 이 보편성을 무시할 수 없고, 따라서 간장의 활동이 왕성해지리라는 것을 추측할 수 있다.

셋째로, 봄에는 정신병 특히 그 중에서도 조울증이 많이 발생한다. 신경계통의 병은 간에 속한다는 것을 앞에서 밝힌 바가 있다. 간의 활동이 특히 왕성할 소질을 가진 사람이, 그 위에다 더 간의 활동을 많이 요구하니까 부담이 과중해서 간의 흥분이 정도가 지나쳐서 드디어 정신 이상의 발작을 보게 되는 것이다.

넷째로, 성장 발육도 일종의 노력이요 투쟁인데, 투쟁은 간이 맡는다.

음력 4월과 5월 특히 하지(夏至)를 중심으로 하는 때는 양의 활동이 극히 왕성하여 기온이 가장 높고 모든 생물의 성장이 전성기에 있어서 사람의 심장도 가장 활동이 왕성한 때다. 그래서 이 계절은 '심이 왕성한 때(心旺之節)' 또는 '불이 왕성한 때(火旺之節)' 라고 불린다.

그 이유로서 다음의 여러 가지를 꼽을 수 있다.

첫째, 고열성 체질을 가진 사람은 이때 발병하거나 악화되는 일이 많다. 폐병이 이때 흔히 발병되고 각혈을 가장 많이 하는 때도 이때다.

둘째, 흔히 '봄탄다', '여름탄다' 는 말로 불리는 증세가 이때 많이 나타나는데, 그 원인은 심과 간의 과중한 부담에 있다.

셋째, 심장과 소화기에 관련된 정신병이 이때 발작하는 일이 많다.

비(脾)의 활동이 왕성한 '비왕지절(脾旺之節)', 또는 '토왕지절(土旺之節)' 은 일정한 계절이 따로 있는 것이 아니라 봄ㆍ여름ㆍ가을ㆍ겨울에 고루 다 있다. 음력으로 3월, 6월, 9월, 12월이 바로 비가 왕성한 때인데, 그 중에 음력 6월이 '불이 왕성한 때' 에 뒤따르는 달이라서 '불이 흙을 낳는다(火生土)' 하여 늦여름을 특히 '비왕지절' 이라고 칭한다. 환절기나 특히 늦

여름에 소화기 고장이 많은 것은 모두가 다 아는 사실이다.

음력 7월과 8월은 '쇠가 왕성한 때(金旺之節)' 또는 '폐가 왕성한 때(肺旺之節)' 라고 불린다. 여름철에는 땀을 많이 흘리고, 살갗의 공기 구멍이 열려 있다가 날씨가 차츰 서늘해지면 땀이 안나고 피부의 호흡이 약해지기 때문에 폐의 부담이 많아진다.

가을철에는 노인의 해수가 시작된다는 것, 음증(陰症) 호흡기 병이 이때 많이 발생한다는 것, 그리고 대장 질병 특히 설사가 많다는 것으로 미루어 가을철에 폐의 활동이 왕성해진다는 것을 알 수 있다.(대장은 폐와 짝을 이루는 장기로 쇠[金]에 속한다.)

신(腎)의 활동이 왕성한 달은 음력 11월, 12월인데 특히 동지(冬至)를 중심으로 해서 가장 왕성해진다. 그래서 이때를 '물이 왕성한 때(水旺之節)' 또는 '신이 왕성한 때(腎旺之節)' 라고 부른다.

왜냐하면 이때 신장병이 많이 생기고, 소변을 못가리는 야뇨증(夜尿症) 같은 것이 심해지고, 양이 허해서 생기는 병이 가장 많기 때문이다. 그리고 '신사증(腎泄症)' 이라고 불리는 새벽 설사도 이때에 가장 많다.

참고삼아 계절과 간지(干支)에 따라 각 장기의 기능이 항진되는 것을 도표로 그리면 다음과 같다.

장		간(肝)	심(心)	비(脾)	폐(肺)	신(腎)
왕성해지는때	간지	인(寅), 묘(卯)	사(巳), 오(午)	미(未), 진(辰) 축(丑), 술(戌)	신(申), 유(酉)	해(亥), 자(子)
	음력	1월, 2월	4월, 5월	6월, 3월 9월, 12월	7월, 8월	10월, 11월
	양력	2월, 3월	5월, 6월	7월, 4월 10월, 1월	8월, 9월	11월, 12월

기타

열은 생리적 노력의 결과로 생기는 것이다. 이 열은 삶의 기능이 미약해서 활동의 부담이 과중할 때 무리한 노력을 하기 때문에 나는 허열(虛熱)과 몸 안에 생명을 위협하는 병의 근원이 있을 때 그것을 제거하려는 적극적 노력의 결과로 생기는 실열(實熱)로 나눌 수 있다.

허열은 생리적 기능을 보호하고 조장해야 제거되는 것이니, 이것을 보(補)라고 하고, 실열은 병의 원인을 제거해야 열이 내리니 이것을 사(瀉)라고 한다.

이 허·실·보·사는 한방 치료에 대단히 필요하며 또 어려운 것이다. 왜냐하면 허실 관계가 대단히 복잡하고 미묘하기 때문이다. '허 가운데 실이 끼어 있다(虛中挾實)'느니 '실 가운데 허가 있다(實中有虛)'느니 히는 것은 기능의 쇠약과 병의 근원이 침범한 것을 겸한 것이므로 그 정도를 판단하고 관계를 명확하게 관찰하는 것은 큰 주의가 필요하다.

또 우리가 찬바람을 쐬면 한기(寒氣)가 드는데 여기에도 허한(虛寒)이 있고 오한(惡寒)이 있다.

생리적 활동이 미약하여 체온이 모자랄 때 바깥의 한기에 접촉해서 그 물리적 영향을 받아서 추위를 느끼는 것을 허한이라고 한다. 이런 사람은 몸을 덥게 하면 추위가 곧 가시고 몸을 따뜻하게 보하는 약을 쓰면 낫는다.

오한은 외부의 물리적 영향을 받지 않고 그 자체 내에서 생리적으로 추위를 느끼는 것이므로 오한이 있을 때는 아무리 더운 방에서 두꺼운 이불을 덮고 누워 몸을 덥게 해도 일정한 시간이 지나지 않으면 한기가 없어지지 않는다. 그리고 오한의 특징은 그 결과로 발열을 하게 된다는 것이다. 나중에 열이 나지 않는 오한은 없다. 오한을 없애기 위해서는 땀을 흘려야 한다.

이제까지 설명한 것은 병리적 오한인데, 이것은 또 심리적 오한과 구별된다. 밤길을 걷다가 맹수나 도둑에게 습격을 받을지도 모른다고 연상을 할 때나 시체가 걸어다닌다거나 붉은 손이 불쑥 튀어나온다는 이야기 같은 무서운 이야기를 들을 때, 또 순진한 청년이 속으로 사랑하는 이성을 처음 만났을 때 같은 경우에 몸이 떨리는 오한을 느끼는 수가 있는데 이것은 심리적 오한이다.

여기에서 오한을 느끼는 공통된 원인은 심신의 긴장이다. 공포와 위기를 느끼거나 일생의 중대 문제에 임했을 때 일단 유사시에 최선을 다하여 분투하고 노력하려는 준비가 오한으로 표현되는 것이다. 이것을 생리적으로 설명하자면 피부의 수축에 의해서 몸 안에 있는 동력이 밖으로 발산되지 못하게 해서 그 동력을 축적했다가 일시에 한꺼번에 강력하게 발동시키려는 것이다.

그뿐 아니라 심할 때는 전율을 일으켜서 근육 그 자체에서 열, 곧 동력을 발생하게 한다.

병리적 오한의 원인도 같다. 폐병에서 생기는 오한과 발열, 학질에서 생기는 오한과 발열, 감기에 걸렸을 때 생기는 오한과 발열, 광란을 일으켰을 때 생기는 오한과 발열 같은 것을 보면 몸 안에서 병원균이 맹렬한 활동을 하거나 심한 중독으로 생명이 위협을 받을 때 그것을 제거하려는 결사적 투쟁 또는 노력의 준비가 오한으로 나타난다.

'열이 있는 오한은 양에서 생기고, 열이 없는 오한은 음에서 생긴다(發熱惡寒發於陽 無熱惡寒於陰)' 라는 말이 있는데, 이것은 발열 오한은 적극적이기 때문에 양이고, 열이 없는 오한 곧 '외한(畏寒)' 은 소극적이기 때문에 음이라는 말이다.

치료를 할 때도 열이 있는 오한은 땀을 흘려서 열을 풀어야 하고 열이 없는 오한은 따뜻하게 몸을 덥혀서 열을 돋구어 주어야 한다.

오한을 느끼는 것과 추위를 타는 것은 음양·허실·보사(補瀉)가 전혀 다르다는 것을 알아야 한다.

땀은 건강을 지키는데 두 가지 임무를 맡고 있다. 하나는 체온의 조절이고 또 하나는 독소의 배설이다.

땀에 의해서 체온 조절이 이루어지는 것은 여름철에 땀이 많이 나고 겨울철에 적게 나는 것으로 잘 알 수 있다. 이것을 물리학적으로 설명하자면, 1그램의 수분의 온도를 1도 높이는 데 1칼로리의 열량이 필요하고, 1그램의 수분을 증기로 바꾸는 데는 실로 570칼로리라는 다량의 열량을 소모하게 된다.

그러므로 땀을 흘릴 때 흡수하는 열이 물이 얼 때 흡수하는 열의 7배, 찬물이 흡수하는 열의 570배나 되는 효과를 가지고 있다.

유독 성분을 배설하는 것도 두 가지로 나눌 수 있는데 하나는 병독을 제거하는 것이요, 또 하나는 피로 물질을 배설하는 것이다.

급성 전염병은 거의 전부가 땀을 내서 풀지 않으면 치유되지 않는다. 한의학에서 상한(傷寒)이라고 하는 것은 땀을 내서 치유될 수 있는 병을 통틀어서 일컫는 명칭이다. 오한과 발열이 있는 뒤에 땀을 많이 흘림으로써 몸이 가벼워지는 것은 발한할 때 병독이 제거되기 때문이다.

몸에 열도 별로 없고 병독도 없는데 까닭없이 땀이 많이 흐르는 것은 허한(虛汗)이라고 해서 원인을 기가 허한 데로 돌린다. 기가 허하다(氣虛)는 것은 폐의 활동이 왕성하지 못한 것을 의미하는 것이다. 폐의 활동이 왕성하지 못한 사람은 심장의 활동도 활발하지 못해서 혈액 순환이 느리기 때문에 조직 안의 노폐물이 신속히 운반되지 못하고 적체되어 있다. 이것을 땀을 흘림으로써 직접 몸 밖으로 배설하려는 것이 이른바 허한이다. 허한은 생리적 기능을 조장하면 쉽사리 나을 수 있으나 허 가운데 살이 끼어 있을 때는 보(補)와 사(瀉)를 겸해야 한다.

열은 심(心)에 속하고 한(寒)은 신(腎)에 속하는 것으로 본다. 건조한 것은 폐에 속하고 습기는 비(脾)에 속하는 것으로 보는데, 공기가 지나치게 건조하면 그 영향은 호흡기가 가장 먼저 받고, 폐의 활동이 지나치게 되면 몸이 건조해지기 때문에 건조한 것은 폐와 관련이 있다고 하는 것이다.

습기가 지나치게 많은데 거처하면 소화 기능이 쇠퇴하고 습한 것은 대체로 찬 것(寒)을 겸해서 대사 기능에 장애를 일으키므로 비와 관련이 있다고 하는 것이다. 각기(脚氣) 같은 것은 습기에 상한 병이다.

그리고 '비습(肥濕)' 이라고 해서 비만증과 습기가 따라 다니는 것이니, 비만한 사람은 흔히 습증이 있다. 그런데 살은 비(脾)가 주관하는 것이므로 습기는 비에 연관시키는 것이다.

감각 기관을 이야기할 때 한의학에서는 혀는 심장에, 코는 폐에, 입은 비에, 눈은 간에, 그리고 귀는 신에 관계되는 것으로 본다. 심장의 상황은 혀에 나타나는 것이니 몸이 피로하면 설태(舌苔)가 생긴다.

공기를 호흡할 때 콧구멍을 통해서 하기 때문에 폐의 상황은 코에 나타난다. 감기 걸릴 때 코가 막히거나 콧물이 나는 때가 있고, 폐병의 말기 증세가 되면 코 끝으로 숨을 쉬게 된다.

또 코는 독맥(督脈)의 끝이기 때문에 생식기 계통의 생리적 변화도 코에 나타나며 위경락이 통과하고 있기 때문에 소화기 계통의 생리적 변화도 코 부분에 나타난다. 매독으로 코가 달아나거나 축농증 같은 것은 생식기에 관계된 병이고, 소화 불량증으로 콧구멍이 건조한 것은 위장에 관계된 것이다.

음식물이 입으로 섭취되기 때문에 입은 중요한 소화기의 하나이다. 경락으로 따지면 위·대장·비의 경락이 모두 입 부분에 와 있다. 그리고 입은 임맥(任脈)의 끝이기 때문에 생식기에도 관계가 있으니, 특히 여자의 자궁의 상황이 잘 나타나는 곳이다.

분노의 감정은 눈에 가장 분명히 드러난다. 그리고 눈이 피로할 때 푸른 색을 보면 가장 잘 회복되는데, 청색은 간에 속한 빛이다. 황달병이 가장 먼저 눈알에 나타나서 황달에 걸리면 눈알이 노래지는데 이 병은 간에 관계된 병이다. 눈 부분에는 모든 경락의 말단이 집중되어 있기 때문에 모든 장기의 상황이 다 눈 부분에 나타나는데 특히 혈액 순환 계통의 병이 두드러진다. 귀가 밝아지고 어두워지는 것은 정력이 세지고 약해지는 것에 관계되기 때문에 귀는 신(腎)에 속한다고 한다.

큰 병을 앓고 난 뒤에는 귀가 멀거나 노인이 되면 귀가 어두워지는 것은 다 정력이 쇠퇴해서 생기는 현상이다. 귀가 큰가 작은가, 딱딱한가 부드러운가, 탄력이 있는가 없는가에 따라 신의 상황을 살필 수 있다.

골상학적으로 볼 때 장수하는 사람 중에 귀가 빈약한 사람이 없다는 것은 이것을 두고 이르는 말이다. 경락으로 따질 때는 귀 부분에 담·삼초·위 경락이 와 있다.

냄새에도 저마다 관련되는 장기가 있다. 단내(焦)는 심(心)에, 비린내(腥)는 폐(肺)에, 화한 내(香)는 비(脾)에, 누린내·지린내(臊)는 간(肝)에, 그리고 썩은 내(腐)는 신(腎)에 속하는 것으로 본다.

피로하고 열이 있을 때는 코에 단내가 나는 일이 있는데, 피로와 열은 심장에 직접 관계되는 것이요, 따라서 단내는 심에 관계된 것이다. 폐병 환자는 목에 자각적으로 비린내를 느끼는 일이 많다. 상한 냄새는 축농증에서 자각적으로 느낄 수 있으며 이가 썩을 때 스스로 또는 남이 썩은 냄새를 맡을 수 있다. 이것은 모두 생식기에 관련된 생리적 변화에서 생기는 것이며 따라서 신에 속한다.

화한 냄새, 또는 고소한 냄새를 향취(香臭)라고 하는데, 병자가 이것을 자각하는 일이 있다. 그러나 어떻게 해서 이것이 비(脾)에 속한다고 하는지 그 이유를 확증할 임상적 자료는 아직 빈약하다.

누린내 또는 지린내도 자각하는 일이 있으나 이 냄새가 간에 관계된다는 것도 아직 임상적으로 확실히 증명되지는 않고 있다.

우리 몸에서 생기는 액체도 저마다 장기와 관련이 있으니 땀은 심에, 콧물은 폐에, 침은 비에, 눈물은 간에, 가래는 신에 관계가 있다.

감기에 걸렸을 때 콧물이 흐르니 폐에 관계가 있다는 말이다. 식욕이 동하는 것을 군침이 돈다고 하고 생리학상으로 침은 소화액의 일종이다.

한의학상 침에 살균력이 있다는 것을 연결시켜도 침과 비와의 관계를 알 수 있다.

눈물은 눈에서 나오는 것이니, 눈이 간에 속하므로 간의 관계를 알 수 있다. 그리고 눈물에 살균력이 있다는 것을 발표한 학자가 있는데, 간장은 독을 제거하고 균을 죽이는 것 같은 인체의 방어가 임무이므로 충분히 수긍이 가는 학설이다.

가래는 폐 기관에서 나오는 것이지만 그 원인은 신(腎)에 있다. 노인 해수에 가래가 많은 것은 정력이 쇠퇴한 데에 원인이 있다. 그런데 정력의 원천은 신이다.

'신 가운데 불이 쇠약해지면 물이 밀려와서 담이 된다(腎中火衰水波爲痰)'라는 말이 있다. 이것은 노쇠해서 양이 허한 사람에게 가래가 많다는 것이다. 그리고 폐병 환자의 담도 역시 신에 관계된 것이다.

한의학에서 '담(痰)' 이라는 것은 몸 안에 있어서는 안될 물질이 있는 것을 통틀어서 일컫는 말이다. 담이 생기는 원인은 대사 작용이 조화를 잃는데에 있는데, 대사 기능을 통제하고 조절하는 것은 명문(命門), 곧 신의 임무이다.

아래에 각 장기와 관련된 인체의 여러 가지 생리적 현상 및 외부의 현상을 도표로 그렸으니 참고하기 바란다.

생물의 한 개체는 여러 작용, 곧 기능을 하는 많은 기관들이 모여서 이루어진 것이다. 뒷면에 인체를 구성하는 기관들을 생리학적으로 분류하여 한의학상 그것을 주관하는 장부를 도표로 그림으로써 증후편을 끝내려고 한다.

오장(五臟)	심(心)	폐(肺)	비(脾)	간(肝)	신(腎)
오부(五腑)	소장(小腸)	대장(大腸)	위(胃)	담(膽) 삼초	방광(膀胱)
오행(五行)	불(火)	쇠(金)	흙(土)	나무(木)	물(水)
오미(五味)	쓴맛(苦)	내운맛(辛)	단맛(甘)	신맛(酸)	짠맛(鹹)
오색(五色)	빨강(赤)	하양(白)	노랑(黃)	파랑(靑)	검정(黑)
오정(五情)	기쁨(喜)	슬픔(憂)	생각(思)	화남(怒)	두려움(恐)
오주(五主)	피(血)	살갗(皮)	살(肉)	힘살(筋)	뼈(骨)
오왕(五旺)	여름(夏)	가을(秋)	늦여름(長夏)	봄(春)	겨울(冬)
오기(五氣)	열(熱)	건조(燥)	습기(濕)	바람(風)	추위(寒)
오방(五方)	남(南)	서(西)	중앙(中)	동(東)	북(北)
오근(五根)	혀(舌)	코(鼻)	입(口)	눈(眼)	귀(耳)
오성(五聲)	말(言)	곡(哭)	노래(歌)	외침(乎)	신음(呻吟)
오취(五臭)	단내(焦)	비린내(腥)	화한 내(香)	지린내 누린내(臊)	썩는내(腐)
오액(五液)	땀(汗)	콧물(涕)	침(涎)	눈물(泣)	가래(睡)

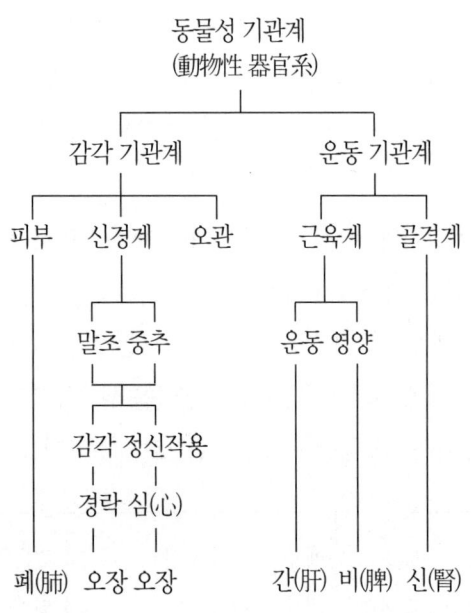

동물성 기관계
(動物性 器官系)

감각 기관계　　　　　운동 기관계

피부　신경계　오관　　근육계　골격계

말초 중추　　　　운동 영양

감각 정신작용

경락 심(心)

폐(肺)　오장　오장　　　간(肝)　비(脾)　신(腎)

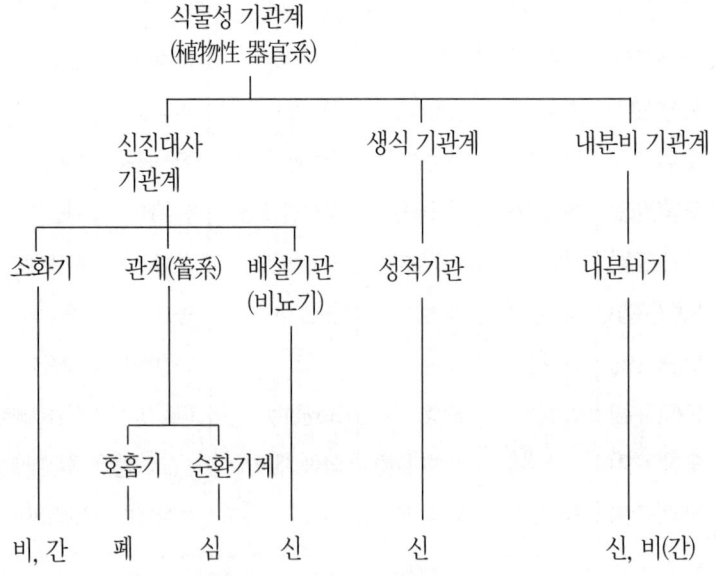

식물성 기관계
(植物性 器官系)

신진대사
기관계　　　　생식 기관계　　내분비 기관계

소화기　관계(管系)　배설기관　　성적기관　　　내분비기
　　　　　　　　（비뇨기)

호흡기　순환기계

비, 간　폐　심　신　　　　신　　　　신, 비(간)

제 4 편

경락학

경락이란 무엇인가?

경락(經絡)이라는 것은 한의학에서 대단히 중요한 위치를 차지하고 있다. 경락을 모르고 한의학을 논한다는 것은 어떤 나라의 지리를 전혀 모르고 그 나라의 모든 정세를 이해하려는 것과 마찬가지다.

한국의 정세를 잘 알려면 한국의 산악과 평야, 하천과 해안선 같은 것을 알아야 하고 그 지리적 정세에 의해서 도시 · 항구 · 교통망 · 군사상의 요지 · 산업 · 인정 · 풍속 등을 이해하는 것이 타당할 것이다. 그리고 시간적으로 변동되어 가는 정세를 관찰하는데도 마찬가지다. 전라도 지방의 농작물이 흉작인지 풍작인지를 알려고 집집마다 돌아다니면서 수확고를 묻지 않아도 군산 · 목포 · 대전 같은 곳에서 그 방면에서 오는 곡식의 들고 남만 보면 알 것이다.

이와 같이 우리의 건강 상태도 수술을 해서 장기가 고장난 것을 보거나 렌트겐 광선으로 사진을 찍지 않아도 인체의 표면에 나타나는 생리적 반응에 의해서 어느 장기에서 어떤 변동이 생겼는지 알 수 있다.

좀더 구체적으로 말하면 우리의 감정 변화는 반드시 얼굴에 나타나는데, 어떤 사람의 얼굴빛과 안면 근육의 긴장, 이완 상태를 보면 그 사람의 감정이 어떤지를 충분히 관찰할 수 있다. 심리적 변동과 생리적 변동이 둘이 아니므로 생리적 변동도 심리적 변동과 마찬가지로 인체의 표면에 반드시 나타나게 된다.

이를테면 대장에 탈이 있으면 엄지손가락과 둘째손가락 사이의 살이 깊은 손등 쪽에 울혈이 되고 신경 과민 현상이 나타난다.

누구든지 변비가 심하거나 심하게 설사를 하거나 방귀가 많이 나오는 사람은 그 자리를 손가락으로 조금만 눌러 보아도 그것을 알 수 있다. 거꾸로 그 자리, 곧 합곡혈(合谷血)에 신경 과민 현상이 나타났을 때는 대장의 질병이 자각 증세로 나타나지 않더라도 대장에 이상이 생긴 것을 판단할 수 있다.

그리고 매독이 심해서 외부로 나타날 때도 그 터지는 부위가 일정해서 독맥 곧 생식기 양경락(陽經絡)의 말단이나, 목구멍 · 턱 · 눈과 같은 임맥 곧 생식기 음경락(陰經絡)의 말단이나, 방광 경락의 말단인 아킬레스건(腱) 바깥쪽이나 신 경락의 말단인 아킬레스건 안쪽에서 터지게 된다.

여자가 월경을 할 때나 아이를 배거나 아이를 낳은 직후에도 독맥 · 방광 · 경락 · 임맥 · 신 경락에 변동이 생기는데, 아이를 밴 여자의 콧날 · 눈자위 · 입둘레 따위에 주근깨나 기미가 생기고 배의 정중선(正中線)에 착색이 되어 거무스레한 선이 나타나는 일이 있고, 아이를 배거나 아이를 낳은 뒤에 얼마 동안 전혀 걷지 못하고 앉은뱅이가 되는 일도 있고, 월경 때나 아이를 가진 뒤에 입가에 헌데가 나는 일도 있으며, 월경할 때 입술 특히 아랫입술의 색이 변하는 일도 있다.

이 밖에도 이런 예를 들면 한이 없으니, 좀 주의해서 관찰하면 여드름 하나라도 인체 내부와 상관없이 아무 데서나 아무 때나 나는 법이 없다는 것을 알 수 있을 것이다.

경락의 부위와 소속된 장기

[수태음 폐경]

수태음 폐경(手太陰 肺經)은 배꼽 위 네 치(한 치는 각자의 엄지손가락의 폭으로 정한다) 가량 되는 데서 일어나서 쇄골 밑을 지나서 엄지손가락 굽어지는 근육 쪽을 따라 올라간다. 엄지손가락 끝이 종점이 되고 지맥(支脈)이 둘째손가락 굽어지는 쪽으로 가서 수양명 대장경(手陽明 大腸經)과 연락된다.

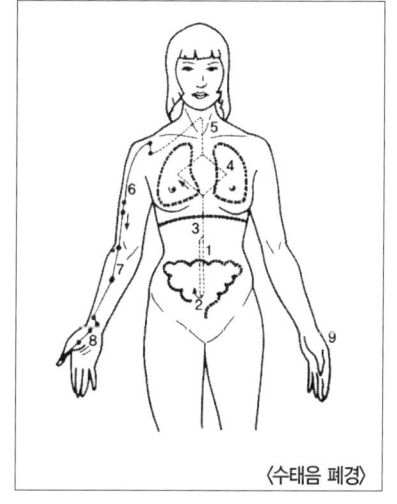

〈수태음 폐경〉

폐가 약한 사람은 주먹 쥐는 것이 다르다. 반드시 엄지손가락을 속으로 넣거나 둘째손가락과 셋째손가락 사이로 엄지손가락 끝이 보이도록 쥐는 것이 필자가 본 폐병 환자의 거의 전부였다.

[수양명 대장경]

수양명 대장경(手陽明 大腸經)은 둘째손가락 끝에서 일어나 엄지손가락

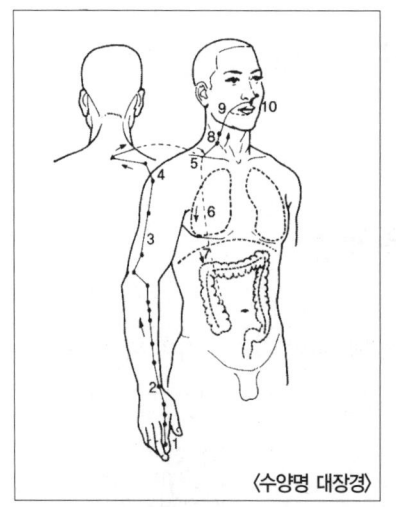

〈수양명 대장경〉

과의 교차점을 지나서 엄지손가락 펴
지는 쪽을 따라서 어깨를 넘어 쇄골
위를 횡단해서 대장으로 가고 지맥
(支脈)은 다시 올라와서 목을 지나 입
주위를 돌아 코 부분에 이른다.

[족약명 위경]

족양명 위경(足陽明 胃經)은 코 옆
에서 시작하여 입가를 지나 아래턱 네모난 데로 내려와서 젖꼭지를 지나서
넓적다리 앞을 지나 슬개골 안쪽을 돌아 다리 앞 바깥쪽 골진 데를 따라 발
목 제일 깊은 혈을 지나 둘째발가락
에 도착한다.

지맥(支脈)은 여러 개가 있으니, 하
나는 아래턱에서 귀 앞쪽을 지나 머
리카락이 난 선을 따라 앞 이마에 이
른다. 흉부에서는 흉골 위를 곧바로
따라 내려와 위 부분에 이른다.

위장에 탈이 있으면 흉골 위가 손
을 대지 못할 만큼 아프고 앞이마 옆
쪽이 늘 아프며 입 둘레에 여드름 같
은 붉고 딴딴한 피부병이 생기고 토
사 곽란같이 심할 때는 손발이 양명

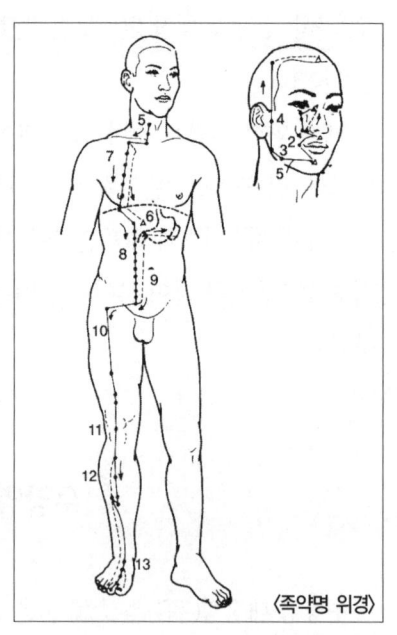

〈족약명 위경〉

경(陽明經)에서 경련을 일으켜 사지
가 비틀리는 때도 있다.

족태음 비경

족태음 비경(足太陰 脾經)은 엄지발
가락 위쪽에서 일어나서 발목 쑥 들어
간 곳, 다리뼈 안쪽을 지나 넓적다리
로 올라가서 위경(胃經)과 교차된 뒤
에 가슴과 배의 앞과 옆이 만나는 선
을 따라 올라가서 수소음 심경(手小陰
心經)과 계속된다. 지맥은 턱에 있다.

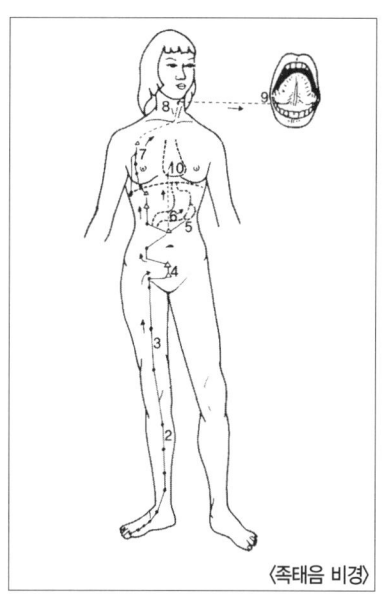

〈족태음 비경〉

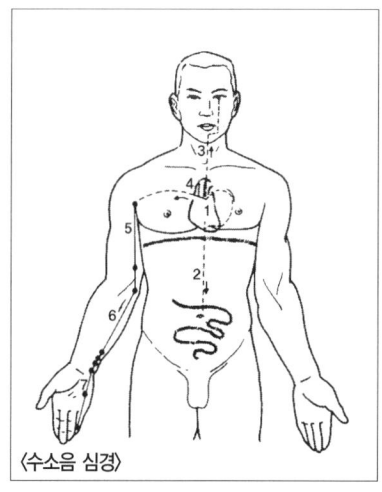

〈수소음 심경〉

수소음 심경

수소음 심경(手小陰 心經)은 배꼽
에서 일어나서 가슴뼈를 따라와서 겨
드랑이 아래로 향하여 가슴을 횡단하
며 비경(脾經)과 접속하고, 손가락 굽
히는 근육 쪽으로 따라가서 새끼손가
락 끝에서 종점에 이른다.
지맥은 얼굴로 올라가서 웃을 때 수

축되는 근육을 따라서 눈에 이른다.

웃을 때 힘주는 안면 근육의 자리, 여드름이 많이 나는 자리, 천연두에 걸려 많이 얽는 자리, 화장할 때 연지 찍는 자리, 폐병 환자 등의 붉은 기운이 나타나는 자리가 일치하는 것은 거기가 심장의 상황을 반영시키는 부위이기 때문이다.

심장이 약해서 혈액 순환이 느린 사람은 대개 새끼손가락이 다른 손가락보다 더 차다. 그밖에 무슨 병이든

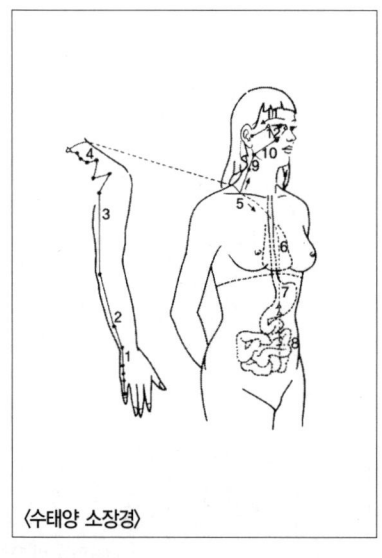

〈수태양 소장경〉

지 혈액 순환 계통에 직접 관계된 병은 이 경락에 가장 먼저 변화가 생겨서 병의 진행에 따라 차차 다른 경락으로 옮겨 간다. 이런 실례는 얼마든지 들 수 있다. 나병과 같은 것은 얼핏 보아서는 조금도 그 병으로 의심되지 않는 수년 또는 수십년 전에 벌써 이 경락에 감각 이상이나 조직의 변화가 생기는 것이다.

[수태양 소장경]

수태양 소장경(手太陽 小腸經)은 새 끼손가락 펴는 쪽 끝에서 일어나서 그

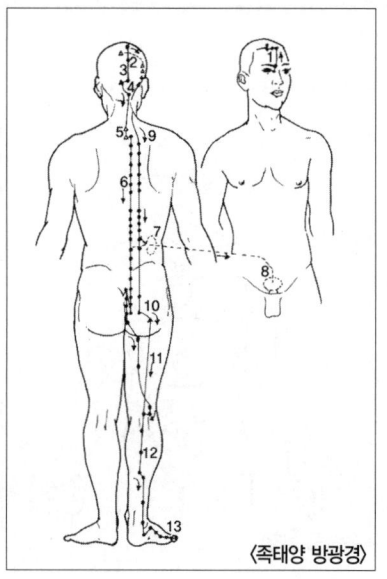

〈족태양 방광경〉

줄을 따라 어깨로 내려와서 척추 가까이에 와서 방광경과 접속하고, 지맥은 어깨를 넘어서 하나는 위쪽 안면으로 가고 하나는 배 쪽으로 간다.

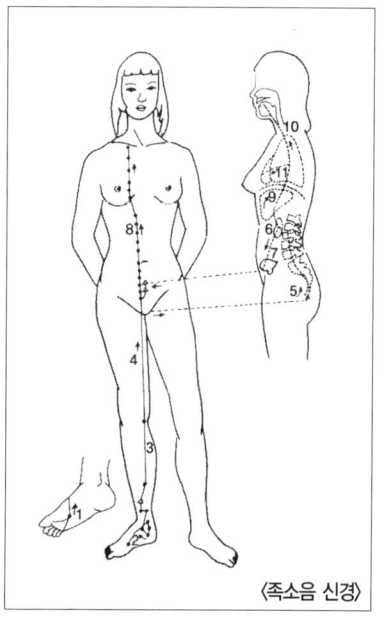

〈족소음 신경〉

[족태양 방광경]

족태양 방광경(足太陽 膀胱經)은 소장경에서 가지를 이어받아 눈 안쪽에서 일어나서 이마를 약 3등분한 줄을 따라 머리를 넘어서 머리 꼭대기에서 교차한다. 그 지맥은 관자놀이에 이르고 똑바로 가는 맥은 머리 꼭대기를 따라 뇌에 연결되어 들어간다. 이것은 다시 니와 목으로 내려와 어깨에 가서 두 줄로 갈려 등을 덮고 허리 쪽으로 간다. 하나는 엉치뼈 옆으로, 또 하나는 바깥쪽으로 엉덩이 근육을 싸고 돌아서 오금에서 합해지고 장딴지를 지나서 바깥 복숭아뼈를 돌아 새끼발가락 펴는 쪽 끝에 이른다.

이 방광경이 12경락 중에서 그 영역이 가장 넓어 인체의 표면 면적의 거의 절반을 차지하고 있다. 감기에 태양증(太陽症)이 가장 많은 것은 이 때문이다.

[족소음 신경]

족소음 신경(足小陰 腎經)은 새끼발가락 아래쪽에서 일어나 발바닥 한가

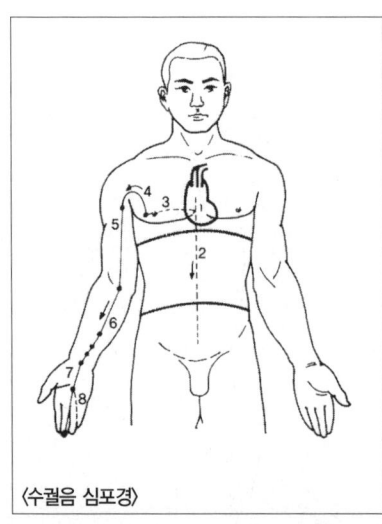

〈수궐음 심포경〉

운데를 지나 안쪽 복숭아뼈 뒤를 돌아서 다리 안쪽으로 올라와 음부(陰部) 옆에서 쇄골을 향해 올라간다.

[수궐음 심포경]

수궐음 심포경(手厥陰 心包經)은 가슴에서 신경(腎經)과 접속하여 어깨 앞쪽의 중앙을 지나서 팔 한가운데를 따라 손바닥 가운데를 통과하여 가운데손가락 끝에 이른다. 심포는 심주(心主)라고도 하는데 심낭(心囊)으로 대표된다. 폐와 심장이 끊임없는 활동에 의해 마찰되어도 탈이 없는 것은 이 심포의 힘이다.

[수소양 삼초경]

삼초(三焦)라는 것은 일정한 장기(臟器)가 드러나지 않기 때문에 알기도 어렵고 설명하기도 곤란하다. 그러나 심장이 쉴 새 없이 움직여서 늘 주위와 마찰이 되어도 아무 고장이 일어나지 않도록 하는 심포와 음양을

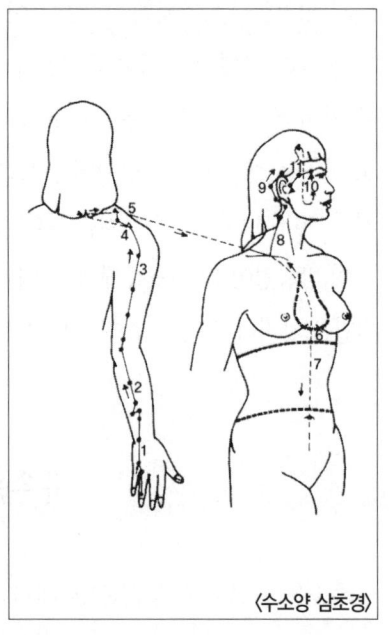

〈수소양 삼초경〉

이루고 있다.

　이것으로 미루어 늑막·횡격
막·복막·장간막(腸間膜) 같은 여
러 기관의 작용 중에 음에 속한 것
을 심포에, 양에 속한 것을 삼초에
통괄시키는 것으로 볼 수 있다.

　수소양 삼초경(手小陽 三焦經)
은 넷째손가락(무명지)의 끝 펴지
는 쪽에서 일어나서 팔 한가운데
로 어깨까지 올라가서 귀 뒷부분
을 돌아 눈 바깥쪽에 이른다. 지맥
(支脈)은 어깨를 넘어서 가슴 쪽으
로 내려간다.

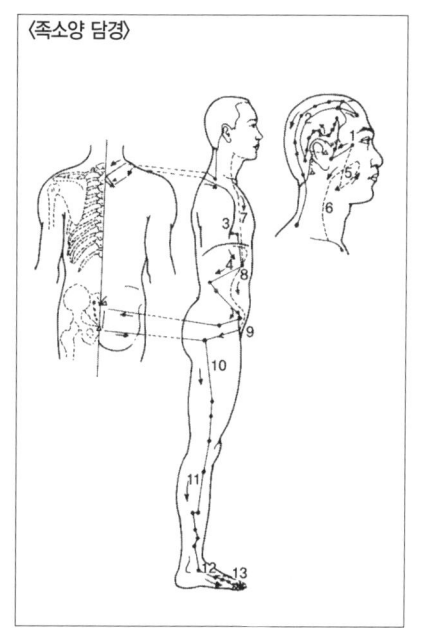

〈족소양 담경〉

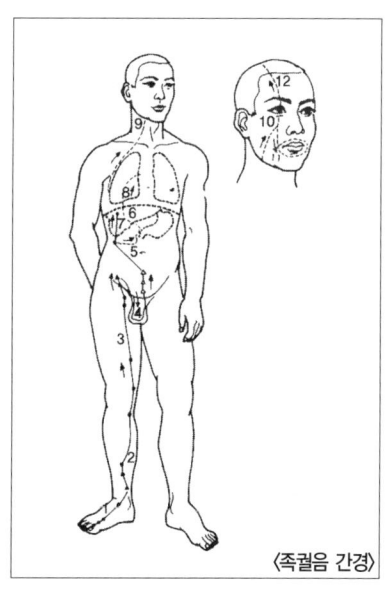

〈족궐음 간경〉

[족소양 담경]

　족소양 담경(足小陽 膽經)은 눈 바
깥쪽에서 일어나 이마의 가장자리를
지나 머리의 모난 데를 따라서 귀 뒤
를 돌아 어깨에 내려가서 겨드랑이
아래서 옆구리의 중앙을 따라 발 바
깥 복숭아뼈 앞을 통과해서 넷째발가
락까지 간다.

[족궐음 간경]

족궐음 간경(足厥陰 肝經)은 엄지발가락 퍼지는 곳 끝에서 일어나서 안쪽 복숭아뼈를 지나서 다리 안쪽 중앙 옆쪽으로 올라가 배와 가슴 부분에서는 복잡하게 구부러지고, 머리 쪽으로 올라가서 눈 속에 이른다.

경락 운행의 순서

닭이 먼저냐, 달걀이 먼저냐는 말이 있는 것처럼 경락(經絡)의 운행도 어디에서 시작하고 어디에서 끝나는지 알 수 없다. 다만 상호 관련에 의해 그 경락만은 정확히 표시할 수 있다.

폐경(肺經)을 경락 출발점으로 정한 것은 모든 맥이 모이는 곳이 폐경이기 때문이다. 모든 맥이 폐경에 모인다는 것은 엄지손가락 굽어지는 쪽 손목에 오장 육부의 상황이 맥의 움직임으로 나타나기 때문이다.

경락의 연결 관계를 그림으로 표시하면 다음과 같다.

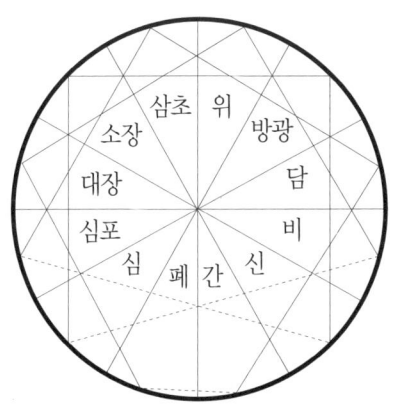

경락의 음양과 근육의 굴신

경락에도 음양의 구분이 있다. 장(臟)에 속하는 경락(手三陰, 足三陰)은 음이요, 부(腑)에 속하는 경락(手三陽, 足三陽)은 양이다. 이것을 도표로 그려보자.

경락의 음양과 각 경락이 통하고 있는 근육 사이에는 일정한 관계가 있다.

```
                        경락
          ┌──────────────┴──────────────┐
          음                            양
     ┌────┴────┐                   ┌────┴────┐
   수삼음    족삼음               수삼양    족삼양
```

수삼음
- 수태음폐경 — 엄지손가락 굽어지는 쪽
- 수궐음심포경 — 가운데손가락 굽어지는 쪽
- 수소음심경 — 새끼손가락 굽어지는 쪽

족삼음
- 족소음신경 — 발바닥 한가운데 굽어지는 쪽
- 족궐음간경 — 엄지발가락 안쪽 굽어지는 쪽
- 족태음비경 — 엄지발가락 위 굽어지는 쪽

수삼양
- 수양명대장경 — 둘째손가락 펴지는 쪽
- 수소양삼초경 — 넷째손가락 펴지는 쪽
- 수태양소장경 — 새끼손가락 펴지는 쪽

족삼양
- 족양명위경 — 둘째발가락 펴지는 쪽
- 족소양담경 — 넷째발가락 펴지는 쪽
- 족태양방광경 — 새끼발가락 펴지는 쪽

곧 양의 경락은 모두 근육이 펴지는 쪽에 있고 음의 경락은 굽어지는 쪽에 있다. 펴는 것은 적극적이요, 구부리는 것은 소극적이다. 따라서 펴는 것은 양이요, 구부리는 것은 음이다.

사람이 위험에 부딪치거나 공포를 느끼고 위축될 때는 음경락은 모두 속으로 들어가고 양경락만 밖으로 나온다. 이는 음경락과 양경락을 금방 알수 있는 가장 쉬운 방법이다.

펼치는 근육이 발달된 동물일수록 고등 동물이다. 동물 중에 가장 펼치는 근육이 발달된 것은 인간으로서 인간은 머리와 발이 수직으로 바로 서 있고 하등 동물일수록 척추와 땅의 각도가 거의 평행선에 가깝다. 벌레에 이르면 기어가는 것밖에 다른 동작은 엄두도 못낸다.

같은 사람이라도 어릴 때 배밀이로부터 시작해서 성장함에 따라 기고 바로 서고 걷다가 늙어서 기력이 쇠약해지면 척추가 활처럼 굽어서 바로 서지 못하고 막대를 짚고 다니다가 다시 기는 것을 볼 수 있다. 또 같은 건장한 사람이라도 병으로 쇠약해진 사람은 바로 서지 못하고, 병에 걸리지 않더라도 기분이 좋지 못하거나 웃사람에게 꾸중을 들을 때는 저절로 머리가 수그러져서 바로 선 모습을 보이지 못한다.

경락과 감정 · 동작 · 촉감

사람이 우월감을 느끼거나 기분이 좋거나 조금도 꿀리는 데가 없을 때는 허리를 쭉 펴고 고개를 번쩍 들다 못해 뒤로 몸이 휘어서 매우 거만한 태도를 지니게 된다. 반면, 자기보다 웃사람 앞에 가면 자연히 머리와 허리가 앞으로 굽어진다. 그리고 몸에 위험이 닥칠 때는 온몸이 위축된다.

이것을 경락으로 설명할 수 있으니, 사람 몸의 뒤쪽에는 전부 양경락(족태양 방광경과 독맥)이 와 있어서 의기 양양할 때는 양이 활동하기 때문에 몸 전체가 뒤로 당겨진다. 그렇지 않을 때는 양경락의 근육 작용이 약해지기 때문에 몸이 앞으로 수그러진다.

사람이 구타를 당할 때 대들지 않고 소극적으로 고통을 줄이려고 하면 온몸을 움츠리게 되는데, 이렇게 움츠리면 음경락은 모두 속으로 들어가고 양경락만 겉으로 드러나게 된다. 이것은 이왕 피치 못하게 맞을 바에는 양경락을 맞는 것이 낫지, 음경락을 상해서는 안되기 때문이다.

같은 몸인데 왜 차별 대우를 해서 어느 쪽은 내놓고 어느 쪽은 감추는 일이 생기게 될까?

그 이유가 경락과 장부의 관계에 있다는 것을 쉽사리 알 수 있다.

그러면 왜 양경락보다 음경락을 더 보호해야 할 필요가 있을까?

그 이유는 다음과 같다.

첫째, 각 경락은 소속된 장기의 상태를 밖으로 전달하고 드러내는 동시에 장기의 피로와 병의 원인을 경감시키고 치유하는 임무를 띠고 있다.

둘째, 양경락이 소속된 육부(六腑)는 늘 일하지 않고 휴식할 때가 있으므로 그 경락도 역시 여유가 있다고 볼 수 있다.

셋째, 음경락이 소속된 오장(五臟)은 우리가 살아 있는 동안에는 잠시도 쉴 시간이 없으므로 쉴 새 없이 일하느라고 생긴 피로를 덜고 치유해야 할 음경락이 상하면 그 영향이 급속하게 건강에 미쳐서 건강을 해치게 된다.

넷째, 중요한 혈관은 대체로 음경락에 있다.

여기에서 사람이 왜 간지럼을 타게 되는지 한번 살펴보기로 하자.

간지럼타는 정도를 알아보면 남자보다 여자가 더 타고, 같은 여자라도 결혼한 여자보다 미혼인 여자가 더 탄다. 여기서 생각할 것은 사람 중에 가장 자기 몸을 엄중히 보호하고 방어해야 할 필요가 있는 사람은 처녀다. 처녀는 다른 사람과 같이 몸에 상처 입는 것을 피해야 할 것은 물론이고 한 걸음 더 나아가 타인, 특히 이성과 육체를 접촉하는 것만도 여간 중대한 문제가 아니다. 그러므로 동정의 처녀는 이성의 육체에 대해서는 거의 반사적으로 간지럼을 타다시피 촉각이 과민하다.

이것으로 보아 간지럼이라는 것은 자기 몸을 민첩하게 방어하기 위한 일종의 특수 감각으로 볼 수 있다.

그러면 간지럼을 가장 많이 타는 곳은 신체의 어느 부분인가?

목·손바닥·겨드랑 밑·아랫배·샅·발바닥이 가장 간지럼을 심하게 타는 자리이다. 얼핏 생각하고 살이 부드러운 곳이 간지럼을 타는 자리라고 주장하는 사람이 흔히 있으나 발바닥만은 온몸에서 가장 피부가 굳은 곳이지만 간지럼을 가장 많이 타는 곳이다.

사실은 음경락이 간지럼을 많이 타는 부위이다. 그러므로 간지럼을 타는데는 대부분 살이 부드러운 곳이지만 부드러움이 원인이 아니고 그 부위에 음경락이 와 있는 것이 원인이다.

그 부위와 경락 관계를 살펴보면, 우선 목에는 임맥(생식기 음맥)·수소음(심)·수태음(폐)·족소음(신)·족궐음(간)·족태음(비) 여섯 개의 음 경락이 통과하고 있다.

손바닥에는 수소음(심)·수궐음(심포)·수태음(폐) 세 음경락의 끝이고, 겨드랑이는 수소음(심)·족태음(비) 같은 음경락이 지난다. 아랫배와 샅에는 임맥·족소음(신)·족궐음(간)·족태음(비) 같은 음경락이 여러 갈래로 우회하고 있다. 그리고 발바닥은 족소음(신)의 끝 부분이다.

이와 같이 특별히 간지럼을 많이 타는 데는 음경락이 많이 모인 곳 또는 음경락의 끝이고, 조금이라도 간지러운 데 치고 음경락이 아닌 곳이 없다.

이렇게 볼 때 간지럼을 타는 까닭은 이미 위에서 이야기한 것처럼 잠시도 쉴 틈이 없이 끊임없이 일해야 하고 그 때문에 생기는 피로를 외부로 드러내고 치유해야 할 경락에 조금이라도 고장이 있어서는 안되기 때문에 특히 그 경락을 빨리 보호하기 위해서 그 자리가 특별하게 감각이 예민한 것으로 추측된다.

질병의 반응이 두드러진 곳

장기에 병적 이상이 일어났을 때 그 반응이 신체의 표면에 나타나는 곳은 그 장기에 소속된 경락이라는 것은 이미 위에서 말했다. 그러나 같은 경락에 나타난다 하더라도 모두 똑같은 정도로 나타나는 것은 아니다.

경락 중에서도 조직이 비교적 허하고 약한 곳이 있는데, 이 자리를 경혈(經穴)이라고 해서 한방에서 침을 놓고 뜸을 뜨는 자리가 이곳이다.

그러면 왜 이 경혈에 병적 반응이 두드러지게 드러날까?

경락을 교통로나 해안선에 견주면 경혈은 도로와 도로의 교차점, 정거장·부두·다리, 해안선의 하구에 해당한다. 그러므로 경혈이 있는 자리는 근육과 근육의 사이, 뼈와 뼈의 사이이다.

그런 곳을 누르면 다른 곳보다 조직이 헐거워서 쑥 들어가고 움푹한 느낌이 든다.

장기의 모든 변동을 이 지점에서 잘 알 수 있고, 모든 변동이 이 지점을 통해서 잘 정돈 될 수 있는 것은 두말할 나위가 없다. 그리고 질병의 반응은 말단에 이를수록 강하게 분명히 나타난다. 몸이 식을 때도 손발이 먼저 차고, 신열이 날 때도 손발이 먼저 더워진다. 아주 미세한 생리적 변동과 심리적 변동도 안면에 나타난다. 두통이 나거나 얼굴이 달아오른다든가 창백해지는 것 같은 현상이 모두 그것이다.

이런 현상은 식물에서도 볼 수 있다. 성장이 왕성할 때는 끝이 더욱 싱싱하고 원기에 넘치며, 시들 때도 끝부터 먼저 시든다. 이것을 저울대에 비교해서 이야기하면 저울대의 끝으로 갈수록 불균형의 정도가 커져서 더 크게 기우는 것과 같다.

그뿐만 아니라 힘은 장애물에 부딪칠 때 작용이 나타나는 것이니 전열기는 그 이치를 이용한 것이다. 평탄하게 흐르던 물이 바위에 부딪칠 때 격랑이 이는 것처럼 병을 반영하는 힘이 원심적으로 퍼져 가다가 말단에 가서 더 전진할 수 없다는 최후의 장벽에 부딪치니까 거기에서 가장 강한 힘의 작용이 나타나는 것으로 추측할 수 있다.

위장에 탈이 있을 때는 두통이 생기고 코가 마르고 혀에 태가 끼고 입에서 냄새가 난다. 머리에는 족양명 위경(胃經)의 머리쪽 지맥의 말단이 와 있고, 코는 족양명 위경, 수양명 대장경(大腸經)의 말단이며, 혀는 족태음 비경(脾經)의 말단이다. 그리고 입 안과 이에는 족양명 위경, 수양명 대장경의 끝이 와 있다.

또 황달에 걸렸을 때는 눈과 두 젖가슴 사이와 눈 바깥쪽 머리에 노란 기운이 돌거나 통증이 생기는데, 눈은 족궐음 간경(肝經)의 말단이고, 눈 바깥

쪽 경사진 곳은 족소양 담경(膽經)의 말단이다.

그뿐만 아니라, 여자가 아이를 가졌을 때나 낳고 난 뒤에 다리 아래쪽에 탈이 생기는 경우가 있는데, 여기는 족태양 방광경(膀胱經), 족소음 신경(腎經)의 말단이다.

또 매독으로 코가 없어지는 일이 있는데, 여기는 독맥(督脈)의 말단이다. 축농증 같은 것도 신경(腎經)에 관련된 병으로서 수술보다는 신(腎)을 치료하는 것이 더 근본적인 치료법이다.

아이를 가졌을 때나 월경 때 치통이 생기는 경우도 있는데, 이는 임맥(任脈)과 독맥의 말단이다. 미간이나 눈 또는 뒤통수가 아픈 때가 있는데, 이곳은 독맥과 방광경의 말단이다.

기경 팔맥

경락에는 12개의 정경(正經)과 8개의 기경(奇經)이 있는데, 정경에 대해서는 이미 설명했고 기경 중에서도 임맥과 독맥의 이름은 몇 차례 나왔다.

이 기경 팔맥(奇經八脈)에 대해서는 한의학을 하는 사람 중에서도 소홀히 하는 사람이 많아서 기경 팔맥이 무엇인지 모르는 사람도 있다. 그것은 이 기경이 중요하지 않아서가 아니라 이에 대한 충분한 설명이 없고 따라서 실제에 많이 활용되지 않기 때문이다. 임맥과 독맥은 증세를 설명하는 데 거론되고 충맥(衝脈)도 부인과(婦人科)병을 진단하는 데 가끔 활용되지만 그 밖의 기경맥(奇經脈)은 그다지 많이 쓰이지 않는다.

　그러나 이 기경 팔맥은 한의학 상식으로나 증세를 살필 때 필요한 것이므로 간단히 설명하려고 한다.

[음유맥]

　음유맥(陰維脈)은 비경(脾經) · 신경(腎經) · 간경(肝經) 등 정경(正經) 음경락을 전부 연결시켜 가지고 있는 것으로 보아 오장의 활동을 상호 연락 조절하도록 하는 작용(내분비 같은 것)을 맡고 있는 것으로 추정할 수 있다.

[양유맥]

　양유맥(陽維脈)은 담경(膽經) · 삼초경(三焦經) · 대장경(大腸經) · 위경(胃經) 같은 양경락과 만나는 것으로 보아 육부(六腑)의 활동을 연락 조절하는 기능을 가진 것으로 추측된다.

[음교맥]

　음교맥(陰蹻脈)은 신경(腎經)에 속하는 맥으로서 소장경(小腸經) · 방광경(膀胱經) · 위경(胃經) · 양교맥과 만나는 것으로 보아 근거를 음경락에 두고 양경락과 전부 연락되어 있다. 그러므로 음의 이익을 위하여 양과 연락을 취해 가며 모든 생리적 조절을 하는 것으로 추측된다.

[양교맥]

양교맥(陽蹻脈)은 소장경·대장경·삼초경·심경·간경·비경·위경·임맥·방광경·음교맥·담경과 두루 만나는 것으로 보아 양을 대표하여 음양을 연락 통제하기 위한 전권 위원의 기능을 하는 것으로 볼 수 있다.

[충맥]

충맥(衝脈)은 생식기에 관계된 맥인데 모든 장기를 기르는 작용을 대표하는 맥으로 볼 수 있다. 경혈(經穴)에도 충(衝)에 관계되는 혈이 많이 있다.
영양에 관계되는 위·비·심에 특히 많은데, 충맥의 근거는 갑상선인 듯하다. 이 충맥과 위경의 밀접한 관계로서 갑상선 종대와 식욕의 왕성한 증진을 설명할 수 있다.

[임맥]

사람 몸통을 정면에서 좌우로 등분하는 선과 앞뒤로 등분하는 선을 생각하면 맨 위쪽의 교차점이 백회혈(百會穴)이고 아래쪽의 교차점이 회음혈(會陰穴. 성기와 항문의 중간에 있음)이다.

이 회음혈에서 시작하여 몸 앞쪽 등분선을 따라 배꼽 중앙을 관통하여 명치 끝을 지나 가슴뼈를 따라 올라가서 아랫입술 밑 움푹 꺼진 곳에서 대장경·위경과 모이고, 독맥의 말단과 이어진 뒤에 입 둘레를 돌아서 눈 부분에 가서 그치는 경락이 임맥(任脈)이다.

뒤쪽을 반으로 나눈 선이 독맥이요, 옆쪽을 반으로 나눈 선이 족소양 담경(足小陽 膽經)이다. 그러므로 독맥을 '양맥의 바다(陽脈之海)'라고 하고, 임맥을 '음맥의 바다(陰脈之海)'라고 부른다. 그리고 담경을 '반은 바깥 반은 안(半表半裏)' 곧 '반음반양(半陰半陽)'이라고 한다.

기능도 마찬가지이다. 수염은 임맥과 독맥의 끝에 있고 음모(陰毛)는 임맥이 시작되는 지점에 있다. 수염과 음모가 돋아나는 것이 성적 성숙에 직접 연관이 있다는 것은 누구나 다 아는 사실이다.

[독맥]

독맥(督脈)은 생식기 계통 양맥(陽脈)이다. 임맥과 같은 회음혈에서 일어나서 몸통 뒤쪽 등분선을 따라서 위로 올라가 백회혈을 넘어 코끝을 지나 입 부분에 가서 임맥과 이어진다.

다른 동물에서도 이 독맥을 찾을 수 있으니, 닭의 벼슬이 위에 있는 것은 독맥의 말단이고, 아래에 있는 것은 임맥의 말단이다. 말갈기도 독맥의 말단으로서, 말이 사나울 때나 뛸 때는 갈기가 선다. 닭도 벼슬의 빛에 따라 생식 작용이 왕성해지고 쇠퇴해지는 것을 알 수 있다. 수탉 중에서 정력이 왕성한 놈은 벼슬 색깔이 진홍색을 띠고, 암탉도 알을 낳을 때는 벼슬이 밝은 홍색이 된다. 그리고 알을 품을 때부터 병아리가 깰 때까지는 어두운 홍색이 된다.

코 모양이 남자의 생식기 모습과 관련이 있고, 음순(陰脣)의 두께·모양·빛깔이 입술과 입 모양에 합치된다는 것은 일반적으로 널리 알려져 있는 사실이다.

[대맥]

대맥(帶脈)은 허리띠처럼 허리를 둘러싸고 있기 때문에 붙은 이름이다. 열번째 늑골의 아래쪽에 있는 간경에서 시작하여 한쪽 담경을 거쳐 다른 쪽 담경으로 해서 다시 간경으로 오므로 몸통을 한바퀴 도는 셈이다. 대맥은 인체의 모든 근육의 신축 운동을 통제 조절하는 것으로 추측된다.

그 이유는 대맥의 혈(穴)이 간경·담경의 혈과 공통되어 있는데, 간장은 근육을 주관한다. 한의학에서는 신경 계통의 질병을 모두 간경병(肝經病)이라고 한다. 정신병이나 중풍이나 신경 중추에 고장이 생겨서 정신 작용이 불완전하다든지 근육이 오므라든 채로 펼 수 없다든지 또는 펴진 채로 오므릴 수 없다든지, 모두 그 원인은 간장에 있다고 본다.

생리적으로 이것을 고찰하면 간장은 혈액 속에 유독물(有毒物)이 있을 때 인체에 해가 없도록 독을 제거하는 작용을 하는데, 만일에 이 독을 제거하는 작업이 불충분하여 그 유독물이 심장에 가서 몸 안에 순환되면 그 독소가 드디어 신경의 어떤 중추를 자극하여 마비시켜서 이런 병적 현상이 일어나는 것이다.

그러므로 대맥은 간장과 연락을 해서 장기와 그 밖에 근육의 운동에 지장이 없도록 노력하는 것으로 추측된다.

기경과 정경의 연락 관계

　기경 팔맥(奇經八脈)의 기능을 간단히 대조한 뒤에 정경(正經)과 기경의 관계를 살펴보려고 한다.

　① 독맥은 양을 통제하고 ② 임맥은 음을 종합하고 ③ 양유맥은 양을 연결시키고 ④ 음유맥은 음을 연결시키고 ⑤ 양교맥은 양에서 음과 연락하고 ⑥ 음교맥은 음에서 양과 연락하고 ⑦ 대맥은 운동, 곧 근육의 신축을 조절하고 ⑧ 충맥은 영양을 조절한다.

　기경 팔맥이 전부 원양(元陽)과 진음(眞陰)에 통제되면서 모든 생리적 작용을 조절하기 때문에 정경에 대해서 음에 속한다. 그 까닭은 기경으로 대표되는 어떤 기관을 해부학적으로 구체적으로 제시할 수 없고 다만 어떤 작용을 표시할 따름이기 때문이다.

　이 기경을 이해하려면 무엇보다도 신경과 호르몬 작용을 상기하는 것이 좋을 것이다.

　신경과 호르몬의 교호 작용(交互作用)에 의해서 영위되는 미묘한 생리적 조절은 현대의 지식 정도로는 다만 막연하고 복잡하기 짝이 없으리라고 상상할 정도에 지나지 않는다.

　이 한없이 미묘한 조절 작용을 대표하는 것이 기경이라고 보면 큰 잘못이 없을 것이다.

　원양과 진음이 생명력, 다시 말하면 원기를 이르는 말이라는 것은 앞에서 이야기한 바가 있다. 원기가 왕성하면 모든 생리적 조절이 순조로와서 완전한 건강 상태를 유지할 수 있다.

경락과 증세

경락은 질병을 공고하는 게시판인 동시에 없애는 곳이기도 하다. 그러므로 질병을 진찰하는데 경락을 무시해서는 안된다는 것은 두말할 나위가 없다.

경락의 분포 상태를 살펴보면 재미있는 사실을 발견할 수 있다. 생물계의 가장 중요한 문제는 자손 번식과 개체 보존이다. 성 문제와 식량 문제가 인생의 두 가지 큰 문제라는 것은 누구도 부인 할 수 없다. 거칠게 말해서 생물은 그저 먹고 새끼치면 그만이다. 모든 투쟁과 노력은 이 두 가지 문제를 해결하는 데로 기울어진다. 지위니 명예니 권력이니 하는 것도 결국 이 두 가지 가장 중요한 것을 얻으려는 방편이라고 할 수 있다.

그런데 생식기에 관련된 방광경(膀胱經)이 신체 표면이 거의 절반을 차지하고 거기에다 독맥(督脈)·신경(腎經)·임맥(任脈)을 합하면 모두 생식기에 관련된 것이 전체의 대부분을 차지하고 있다. 그 다음에 영양을 맡은 위경(胃經)이 나머지의 대부분을 차지하고 그 밖에 조금 남은 것을 담경(膽經)이 점유하고 있다. 담은 투쟁의 힘을 제공하는 기관으로 본다.

이로써 성 문제가 생물계에서 자기 개체의 생명을 희생해도 아깝지 않을 만큼 중요한 것을 이해할 수 있다.

동물 중에 생식의 목적을 달성하고 나면 생명을 잃는 종도 드물지 않고 인간 사회에서도 치정 관계로 살인이 일어나고 실연으로 말미암아 자살하는 것을 자주 볼 수 있는데, 이것도 성 문제가 그만큼 중요하다는 증거가 된다.

한의학에서 비(脾. 소화 기관)를 보하는 것이 신(腎. 생식 기관)을 보하는 것만 못하다는 말이 있는 것도 이렇게 생각하면 충분히 이해할 수 있다.

머리에는 모든 경락의 끝이 닿아 있기 때문에 무슨 장기에 고장이 있든지 대개 두통이 생기는 일이 많다. 그러므로 그저 두통이 있다는 병자의 호소만으로는 어떻게 그 두통을 고칠지 알 수가 없다. 같은 두통이라도 그 원인이 어디에 있는가에 따라 아픈 부위가 다르다.

상습적 두통의 예를 들면 대체로 이것은 양명경(陽明經)에 나타나는데, 그 원인은 소화 불량에 있다. 특히 위에 염증이 있을 때 많이 볼 수 있는 증세이다. 병의 증세는 속이 거북하고 수분 특히 청량 음료를 많이 찾고, 식사 후 두세 시간 뒤에 더 심해지고 공복이 되면 덜해지며, 대개 변비를 겸하고 혓바늘이 돋는 수가 있다.

경락상 변화를 따져 보면 족양명 위 경락의 위쪽 말단인 곳과 엄지손가락과 둘째손가락 사이의 살이 가장 깊은 곳인 수양명 대장 경락과 위에서 가장 가까운 두 젖꼭지 사이 가슴뼈 있는 곳과, 엄지발가락과 둘째발가락 사이의 살이 깊은 곳인 위 경락의 아래쪽 말단을 누르면 심한 통증이 있다.

늑간 신경통(肋間神經痛)을 한의학에서는 흉협통(胸脇痛)이라고 한다. 이 흉협통을 한의사들이 그저 담이라고 해서 담을 다스리는 약을 쓰는 일이 많은데, 원래 담이라는 것은 병의 원인이 아니고 결과이기 때문에 정말 좋은 의사가 되려면 직접 담 다스리는 약을 쓰지 않고 담을 고쳐야 한다.

담이라는 것은 괴어 있어서는 안될 물질이 조직 안에 괴어 있을 때 일컫는 증세이다. 그러므로 가래침도 담이요, 결리는 것도 담이다. 어떤 부위에 혈액 순환이 잘되지 못해서 나쁜 피가 괴어서 그 부위의 신경이 유독성 물질의 자극을 받아서 통각을 느끼는 것이 곧 담통(痰痛)이다.

늑간 신경통의 경락 부위는 세 부분으로 나눌 수 있는데, 하나는 가슴뼈를 중심으로 한 부분이고, 또 하나는 젖꼭지를 통과한 세로줄을 중심으로 한 부분이며, 다른 하나는 똑바로 섰을 때 팔에 덮히는 부분이다. 첫째 부위의 신경통은 원인이 생식기 계통에 있고, 둘째 부위의 신경통은 소화기 계통에 있으며, 셋째 부위의 신경통은 간담(肝膽)에 원인이 있다.

사람 몸 앞쪽의 한가운데 선은 임맥이 통과하고, 옆구리 선은 담경이, 그리고 젖꼭지에는 위경이 통과한다.

첫째 부분의 늑간 신경통은 몽정·조루 등 성적으로 쇠약한 사람에게 많이 있으며, 둘째 부분의 신경통은 소화 불량을 수반하고, 셋째 부분의 신경통은 감정 관계에서 많이 온다. 여자들 중에 화를 몹시 내면 당장에 담이 걸리는 사람을 많이 볼 수 있다.

제 5 편

맥학

맥이란 무엇인가?

맥(脈)에는 여러 가지 의미가 있으나 의학 용어로는 대체로 세 가지로 나눈다. 한의학에서는 경락을, 또 서양 의학에서는 혈관을 의미하기도 하지만, 대개 심장이 뜀으로써 동맥 혈관 속으로 피가 흐를 때 우리가 느낄 수 있는 혈관의 동작 상황을 가리킨다.

이 맥이 뛰는 것을 관찰해서 사람의 건강과 질병 상황을 알아 볼 수 있다고 해서 의학에서는 맥을 중요하게 여긴다. 특히 한의학에서는 맥을 짚는 것이 질병을 진찰하는 행위 전체로 알려질 만큼 맥이 중요하다.

병의 진단과 맥

심장의 고동이 딱 그치면 그것이 삶을 마감하는 순간이다. 그러기 때문에 우리는 이 심장의 동작에 늘 주의를 기울여야 하며, 심장의 상태는 맥으로 알 수 있다.

옛날부터 의사는 맥을 중요한 진단 자료로 여겨 왔다. 그래서 맥을 귀신같이 잘 짚는다는 말은 곧 명의를 일컫는 말이 되어 왔다. 눈이 마음의 창이라면 맥은 생명의 열쇠라고 할 수 있다. 그 맥 하나하나가 생명의 순간순간을 헤아리고 있다.

의사가 환자의 손을 쥐면 맥의 크고 작음, 강하고 약함, 느리고 빠름을 본다. 맥의 크고 작음은 맥이 뛸 때와 안 뛸 때의 혈관 굵기의 차이를 말하는 것이요, 맥의 강하고 약함은 혈액이 진행하는 힘을 이름이요, 맥의 느리고 빠름은 맥박 사이의 시간을 가리키는 것이다.

보통 어른의 맥이 1분 간에 70번 정도 뛰는데, 그것이 100번이나 140번 정도 뛰게 되면 그것은 위험 신호다.

맥에 변화가 생겼다는 것은 모두가 질병이 있다는 것을 보고하는 것이며 위험이 어디에 있다는 것을 알려 주는 것이다. 한 걸음 더 나아가 생각하면 맥은 질병이나 위험만을 알려 주는 것이 아니며, 심리적으로나 생리적으로나 조그마한 변화가 생겨도 반드시 맥에 나타난다. 기쁠 때는 기쁠 때의 독특한 맥이 뛰고, 안색이 이에 따라 변하고, 화를 낼 때나 공포를 느낄 때도 다같이 저마다 독특한 맥과 안색이 드러난다.

그렇다면 과연 맥으로 병을 진단할 수 있는가?

병이 맥으로 나타난다는 것은 부인할 수 없는 사실이다. 거꾸로 병을 맥으로 판단할 수 있다는 것도 사실이다. 다만 여기서 문제가 되는 것은 정도의 문제다. 곧 어느 정도까지 맥으로 질병을 판단할 수 있는가가 문제이다. 이 점에서 서양 의학과 한의학 사이에 견해의 차이가 생긴다.

서양 의학에서도 맥에 대한 연구가 많아서 맥이 강하게 뛰는가 약하게 뛰는가, 크게 뛰는가 작게 뛰는가, 느리게 뛰는가 빨리 뛰는가, 그리고 어지럽게 뛰는가 바르게 뛰는가를 관찰하여 병의 진찰에 많이 참고하게 되어 있다. 또한 실험에 의해서 어떤 질병에는 어떤 맥의 상태를 볼 수 있다는 것이 결정되어 있다.

그러나 한의학에서처럼 맥에만 의존해서 어느 장기에 어떤 병이 있다는 것을 판단하지는 않는다.

그러면 한의학에서 맥으로 모든 질병을 진단할 수 있다는 주장이 실제적으로는 얼마만큼 타당하고, 이론적으로는 얼마나 정확할까?

한의사가 맥을 짚어 보고 오장 육부의 어디에 병이 있다는 것을 안다고 주장하는 것은 허무 맹랑한 일이라고 냉소하는 사람이 많다. 그러나 우리가 무슨 사물을 관찰할 때는 늘 냉정한 머리로 편견과 감정을 버리고 대해야 한다.

'과학 만능 시대에 과학을 토대로 한 현대 의학적 근거가 없는 것을 늙은 이들이 아무리 떠들어 봐야 말짱 다 헛소리다.'라고 현대 의학의 권위를 빌어 무조건 한의학의 맥진을 업신여기는 것은 학문을 하는 사람으로서 취할 태도가 못될 뿐만 아니라 사람의 생명을 다루는 의학도로서는 더더구나 무책임한 일이다.

사람의 감정은 반드시 얼굴에 나타난다. 얼굴에 나타나는 미묘하고 복잡한 표정을 우리가 과학적으로 분석해서 무슨 색소가 얼마나 있고, 무슨 근육이 어떻게 움직이면 무슨 감정을 나타낸다고 할 수는 없으나 우리 눈으로 잠깐 얼굴만 쳐다보아도 정확히 알 때가 많다.

이와 마찬가지로 사람의 생리적 변동을 어떤 방식으로든지 맥으로 판단할 수 있다는 것만은 이론상으로 부인할 수 없는 사실이다.

맥을 많이 짚어 본 사람은 사람마다 맥의 상태가 다를 뿐만 아니라 같은 사람에게도 아플 때와 건강할 때, 밥 먹기 전과 밥 먹은 뒤, 보통 때와 화났을 때, 유쾌할 때와 침울할 때 각각 맥이 다르다는 것을 누구나 다 인정한다.

이로써 맥을 짚어서 병을 진단할 수 있다는 것이 조금도 이상하지 않다는 것을 알 수 있을 것이다.

맥을 짚는 부위

넓은 의미에서 맥을 짚는 부위와 좁은 의미에서 짚는 부위는 각각 다르다. 넓은 의미에서는 인체의 어느 곳이든지 맥이 뛰는 것을 느낄 수 있는 곳이면 된다. 맥의 움직임을 느낄 수 있는 곳은 동맥 혈관이 굵고 동맥의 위치가 피부에 가까이 있고, 감싸고 있는 근육이 유연한 곳이다.

그러나 한의학에서 중요시하는 맥은 인영맥(人迎脈)과 기구맥(氣口脈)이다. 인영맥은 후두(喉頭) 양쪽에서 뛰는 맥으로서 곧 총경동맥(總經動脈)을 일컫는다. 그것이 자리잡고 있는 곳은 족양명 위경의 인영혈이다. 기구맥은 양손 촌구(寸口)에서 뛰는 맥으로서 요골 동맥(橈骨動脈)이요, 경락은 수태음 폐경에 속한다. 이 기구맥이 한의학에서 맥을 짚는 진정한 맥 부위이다. 앞으로 설명하려는 것은 전부 기구맥에 관한 것이다.

일반적으로 맥을 본다는 것은 곧 기구맥을 본다는 것이다. 이 기구맥이 있는 부위를 촌구(寸口)라고 하는데, 이 촌구를 다시 셋으로 나누어 촌

(寸) · 관(關) · 척(尺)으로 정한다.

　그리하여, 좌촌(左寸)에서 심(心)의 상황을 관찰하고,

　　　　　　　좌관(左關)에서 간(肝)의 상황을 관찰하고,

　　　　　　　좌척(左尺)에서 신(腎)의 상황을 관찰한다.

　　　　　　　또

　　　　　　　우촌(右寸)에서 폐(肺)의 상황을 관찰하고,

　　　　　　　우관(右關)에서 비(脾)의 상황을 관찰하고,

　　　　　　　우척(右尺)에서 명문(命門)의 상황을 관찰한다.

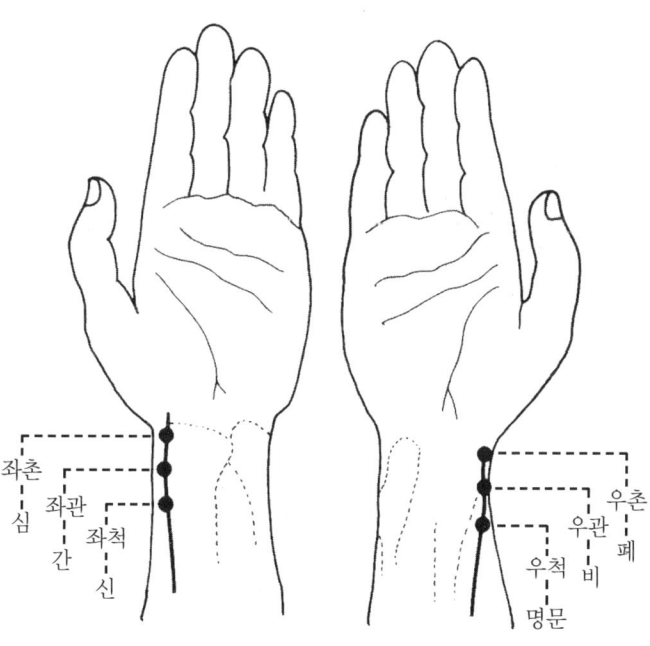

　이 좌우의 촌구에서 오장의 상황을 관찰한다는 것은 얼핏 생각하면 허황
해 보이지만, 실제로 틀림없는 사실이다.

그러나 막연하게 맥을 짚을 때는 촌구를 짚는다. 촌구에는 촌·관·척 세 부위가 있다고 말했지만, 실제로 진맥하는 데는 그 부위를 정확히 알아야 한다.

가장 쉽게 촌·관·척의 부위를 정하는 방법은 손목 요골의 말단에 있는 조그마한 돌기(아래 그림의 2 부분)를 찾아서 (이곳을 맥학에서는 고골[高骨]이라고 한다) 그 자리를 관(關)으로 보고, 거기에다 가운데손가락을 대고 둘째손가락과 넷째손가락을 나란히 대면 된다. 둘째손가락이 얹히는 자리가 촌구(아래 그림의 1 부분)이고, 넷째손가락이 얹히는 자리가 척중(尺中)(아래 그림의 3 부분)이다.

진맥방법

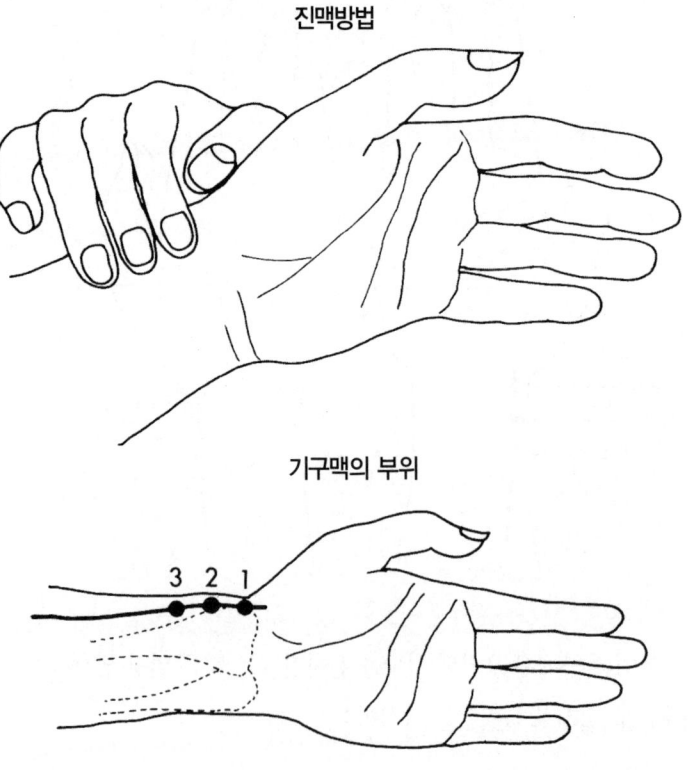

기구맥의 부위

앞에서 왼쪽 손목의 촌(寸)에서 심(心), 관(關)에서 간(肝), 척(尺)에서 신(腎)의 상태를, 그리고 오른쪽 손목의 촌에서 폐(肺), 관에서 비(脾), 척에서 명문(命門)의 상태를 알 수 있는데 이것을 도표로 그려보면 다음과 같다.

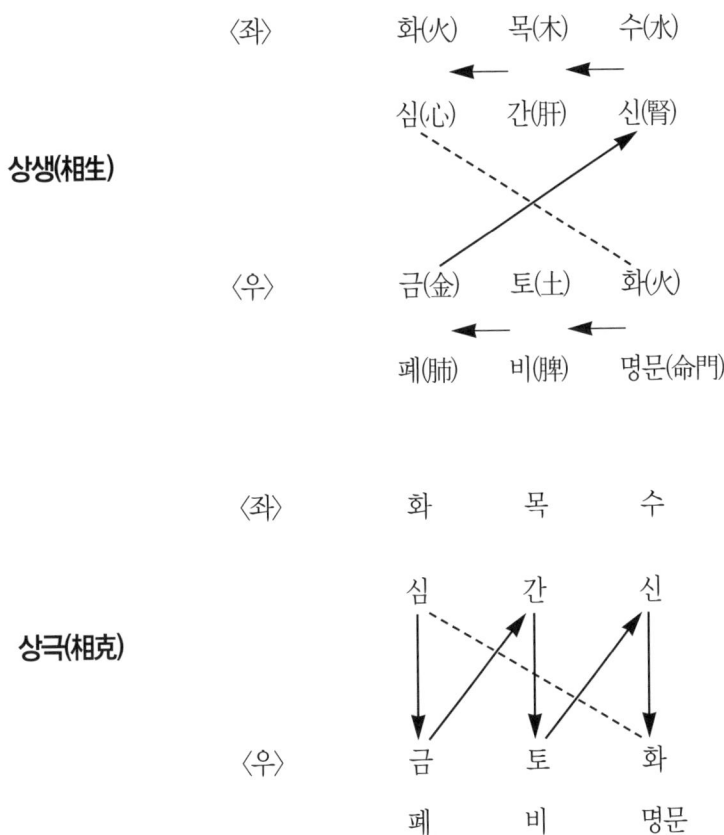

이처럼 상생과 상극 관계의 규칙이 정연하다.

맥의 원리

맥의 종류가 16이라고 하는 사람도 있고, 24라고 하는 사람도 있고, 27이라고 하는 사람, 그 이상이라고 주장하는 사람도 있다.

사실 맥의 차이는 무한하다고 할 수 있다. 사람의 얼굴이 서로 다른 것처럼 맥의 상태도 다 다르며 한 사람의 경우에도 시시 각각으로 맥의 상태에 얼마간 변화가 있으므로 이것을 세분하면 한이 없을 것이다. 그러니까 분석적 태도로 맥을 연구하기보다는 종합적으로 맥학의 원리만 알면 응용을 자유롭게 할 수 있고, 다양한 맥의 상태를 판단하는 데 어려움이 없을 것이다.

맥학의 씨줄과 날줄

세상에는 온갖 종류의 옷감이 있으나 모두 씨줄과 날줄로 짜낸 것이다. 그와 같이 사람마다 다른 맥의 상태를 보이지만 모두 상·중·하 (날줄)와 부(浮)·중(中)·침(沈) (씨줄)의 복합에서 생긴 것이다.

상·중·하는 맥학(脈學)의 삼부(三部)로서 맥 부위의 상중하로 병의 근원이 존재하는 부위의 상중하를 판단하는 것이다.

실제로 사람 몸에 병이 있을 때 병의 부위가 위쪽일 때는 촌(寸)에, 아래쪽일 때는 척(尺)에 맥의 변화가 느껴진다.

부·중·침(浮中沈)은 맥이 느껴지는 부위를 이름이고, 인영(人迎)이니 기구(氣口)니 촌(寸)이니 척(尺)이니 하는 것은 맥이 뛰는 부위를 이름이다.

위 아래 부위	상	중	하
맥 뛰는 부위	촌	관	척
음양 부위	양	반음반양	음
인체의 부분	가슴 위로 머리까지	가슴 아래에서 배꼽 위까지	배꼽 아래서 발까지
장 기	심 · 심포 · 폐	위 · 비 · 췌장 · 간 · 담	신 · 방광 · 소장 · 대장 · 생식기

같은 맥동 부위에서도 맥이 뛰는 것을 깊은 곳에서 느끼느냐 얕은 곳에서 느끼느냐에 따라 부위가 정해져 있으니 오른쪽 촌에도 부맥(浮脈) · 중맥(中脈) · 침맥(沈脈)이 있고, 왼쪽 척에도 부맥 · 중맥 · 침맥이 있다.

여기에서 부맥이란 것은 그저 살짝 닿기만 해도 느낄 수 있는 맥으로서 부맥이 심할 때는 눈으로 볼 수도 있다.

중맥이란 것은 약간 눌러야 느낄 수 있는 맥이다.

침맥은 힘있게 꾹 눌러야 잡히는 맥이다.

부맥을 취하는 방법을 '든다'고 해서 거(擧)라고 하고, 중맥을 취하는 방법을 '찾는다'고 해서 심(尋)이라고 하고, 침맥을 취하는 방법을 '누른다'고 해서 안(按)이라고 한다.

맥학에서 삼부 구후(三部九候)라는 말이 있는데 삼부는 촌 · 관 · 척을 이름이요, 촌 · 관 · 척에 저마다 부맥과 중맥과 침맥이 있으므로 이것을 가리켜 구후(九候)라고 한다.

[맥동의 다섯 가지 요인]

맥의 움직임은 끊임없이 변화한다. 이 변화를 초래하는 요인을 대개 다섯 가지로 볼 수 있으니, 이것이 진맥의 다섯 가지 큰 기준이 된다.

① 맥을 느끼는 부위의 얕고 깊음 : 부(浮)·중(中)·침(沈).

② 맥이 한 번 뛰고 다음에 뛰는 사이의 시간 : 지(遲, 느림)·삭(數, 빠름). 난(亂, 일정하지 않음).

③ 혈관이 늘어나고 오므라지는 차이 : 대(大)·소(小).

④ 피가 진행하는 상태의 순조로움과 순조롭지 않음 : 활(滑, 매끄러움)·색(澁, 껄끄러움).

⑤ 심장이 뛰는 강하고 약함 : 허(虛)·실(實).

　이 다섯 가지 요인이 복합되어서 가지각색 맥의 상태가 나타난다.

[건강한 맥과 병맥]

　건강한 맥은 위에서 이야기한 다섯 가지 기준에 비추어 보아 지나치지도 않고 부족하지도 않은 적당한 맥의 움직임이다. 실제로는 완전히 건강한 맥이란 있을 수 없지만 이상적인 건강맥은 다음과 같다.

　첫째로, 뜨지(浮)도 않고 잠기지(沈)도 않는 적당한 맥.

　둘째로, 느리지(遲)도 않고 빠르지(數)도 않고 규칙적이며 적당한 맥. (어른 1분간에 70번 정도).

　셋째로, 지나치게 크지(大)도 작지(小)도 않은 맥.

　넷째로, 지나치게 매끄럽지(滑)도, 껄끄럽지도 않은 맥. (혈액이 혈관 속을 너무 쉽고 미끄럽게 지나가도 못쓰고 너무 꺽꺽해서 혈액 순환이 지체되어서도 안된다.)

　다섯째로, 심장이 박동하는 힘이 너무 강하지도 약하지도 않은 맥을 가리킨다. (심장의 박동이 지나치게 강한 것은 무슨 고장이 있는 증거니, 체내에 노폐물이 쌓여 있거나 그 밖의 이변을 제거하려는 심장의 비상한 노력을 반영한다. 혈관이 경화되어 탄력이 적어도 심장의 박동이 강해진다. 또 심장의 박동이 지나치게 약하면 유용한 물질을 몸 안에 운반하고 쓸모없는 물질을 날라서 없애는 역할이 원활하게 이루어지지 못한다.)

맥학의 근본 취지는 병을 맥으로 판단하는 데 있다. 병맥을 판단하려면 무엇보다도 건강한 맥이 어떤 것인지 알아야 한다. 마치 은행에서 돈을 만지는 사람이 위조 화폐를 구별해 내는 데에는 무엇보다도 진짜 화폐를 충분히 아는 것이 전제되는 것과 마찬가지이다. 늘 진짜 돈을 만지는 사람은 위조 화폐가 손에 닿으면 '어쩐지 느낌이 다르다' 는 단순한 이유로 가짜 돈임을 곧 알아낸다.

맥학에서도 첫째 요건은 먼저 어떤 맥이 평맥(平脈)이 아님을 아는 것이다. 엄격한 의미로는 평맥이 아닌 것은 모두 병맥(病脈)이다. 그러나 완전한 건강맥은 사실상 존재할 수 없으므로 보통 우리가 병맥이라고 하는 것은 평맥이 아닌 정도가 상당히 높은 맥을 가리킨다.

맥을 보고 진찰하는 법

실제로 맥을 짚어서 병을 진단하기 위해서는 무엇보다도 자기 나름의 방법을 터득해야 한다. 자기 나름의 견해를 갖는다는 것은 결코 제멋대로 하라는 뜻이 아니다. 맥학의 원리를 충분히 해득해서 여러 사람의 맥을 실제로 짚어 봄으로써 자기 고유의 맥 측정 단위를 정하라는 것이다. 그렇지 않고 맥 하나하나를 기억하고, 그 맥에 관계된 증세를 외어서 기계적으로 병을 진찰하려고 하면 아무리 기억력이 놀랍더라도 도저히 감당하기 어렵다.

또 죄다 왼다고 하더라도 의학 서적 맥 이론에 표시된 병의 증세가 병 전부를 포함하고 있지 않은 이상 사람마다 체질이 다르고 저마다 병이 다르고 시시로 증세가 변하는 것을 어떻게 판단할 것인가?

그리고 맥의 이름이 같을지라도 내용이 의학자에 따라서 다른 경우가 많으므로 어디에 기준을 두어야 할지 모를 경우도 많다.

맥진의 4단계

맥을 짚을 때는 당장에 어느 장기에 무슨 병이 있는지 알려고 하지 말고 순서에 따라서 점차로 세밀한 관찰을 해야 한다.

≫ 음양을 분간하라

맥이 뜨고(浮) 크고(大) 매끄럽고(滑) 빠름(數)에 의해서 양임을 판단하고, 잠기고(沈) 느리고(遲) 작고(小) 껄끄러움(澁)에 의해서 음임을 판단한다. 이때는 촌(寸)·관(關)·척(尺)을 구분할 것도 없고 전체적으로 관찰해서 맥이 음에 속하는가 양에 속하는가만을 가린다.

실제로는 그렇게 단순하게 음이면 음, 양이면 양으로 나타나는 것이 아니라 음맥과 양맥이 서로 뒤섞여 있는 경우가 많아서 맥을 짚는 사람의 골머리를 앓게 한다. 그러나 어느 것이 더 많고, 어느 것이 더 적은가에 따라 그 맥 움직임의 음과 양을 가릴 수 있다.

>> 허실을 판단하라

음맥과 양맥을 분간한 뒤에는 제 2 단계로서 맥의 움직임에 힘이 있는지 없는지로써 실(實)과 허(虛)를 판단해야 한다. 실제로 진맥할 때 주의하지 않으면 흔히 부맥(浮脈)·활맥(滑脈)·대맥(大脈)은 힘이 있고, 침맥(沈脈)·소맥(小脈) 같은 것은 힘이 없는 것으로 착각하기 쉽다. 그러나 부맥·대맥·활맥에도 허한 것이 있고, 침맥·소맥에도 실한 것이 있다. '실한 가운데 허가 있다(實中有虛)' 느니 '허한 가운데 실이 끼어 있다(虛中挾實)' 느니 하는 것은 모두 맥 상태의 허실이 복잡하다는 것을 표시하는 말이다.

허한 증세(虛症)는 병의 원인이 신체가 쇠약한 데 있으므로 곧 몸 안에 있고, 실한 증세(實症)는 병의 원인이 기후의 급변이나 유행성 병균의 감염 등 밖에 있는 것이다. '허한 가운데 실이 끼어 있다' 는 것은 내재적 원인이 외래적 원인보다 더 큰 것을 말하며, '실한 가운네 허가 있다' 는 것은 외래적 원인이 내재적 원인보다 더 큰 것을 말한다.

>> 병의 원인이 있는 곳을 찾아라

세 번째 단계로는 병의 원인이 도사리고 있는 자리를 알아내는 것이다. 병 증세가 나타나는 곳은 자각적으로 머리가 아프다든지 배가 아프다든지 허리나 다리가 아프다든지 해서 알 수 있지만, 그 아픈 증세의 원인이 어디에 있는지를 알기 위해서는 맥진이 필요하다.

촌·관·척의 맥 상태에 의해서 병의 원인이 가슴에 있는지 배에 있는지 늑막에 있는지 알아야 한다.

두통을 예로 들면, 그 원인은 위(胃)(양명증[陽明症] 두통)에 가장 많고 방광경(太陽症)이 그 다음이요, 담경(膽經)이 또 그 다음이다. 양명증은 병은 머리에서 나타나지만 그 원인은 몸통의 가운데 있는 위(胃)에 있으므로 맥은 관(關) 부위에 나타날 것이다. 태양증 두통은 원인이 몸통 아래쪽에 있으므로 맥은 척(尺)의 부위에 나타날 것이다.

여기에서 한 가지 주의할 것은 한의학적으로 말하면 상생 상극의 법칙에 의해서 한 장기(臟器)에 병이 생기면 다른 장기도 역시 그 영향을 받아서 병적 현상이 나타난다는 점이다. 따라서 맥에도 각 부분에 얼마간의 변동이 생긴다. 때문에 꼼꼼하게 관찰하지 않으면 병의 원인이 어느 부위에 있는지, 또 영향을 받은 부위는 어디인지를 구분해 내기가 어렵다.

≫ 병의 원인이 자리잡고 있는 기관의 계통을 찾아라

병의 원인이 있는 곳을 안 다음에는 넷째 단계로 병의 원인이 있는 기관이 소속하고 있는 계통을 찾아야 한다.

- 위쪽(가슴 부위)의 맥은 촌(寸)에서 반응이 나타난다.
  심장 계통(혈액 순환 작용) : 왼쪽 촌(寸)
  폐장 계통(호흡 작용) : 오른쪽 촌(寸)
- 가운데쪽(횡격막 부위)의 맥은 관(關)에서 반응이 나타난다.
  비장 계통(소화 작용) : 오른쪽 관(關)
  간장 계통(제독 작용) : 왼쪽 관(關)
- 아래쪽(배 부위)의 맥은 척(尺)에서 반응이 나타난다.
  신장 계통(배설 작용) : 왼쪽 척(尺) (소변 · 대변 · 정액)
  내분비 계통(조절 작용) : 오른쪽 척(尺) (명문의 원양[元陽]과 진음[眞陰])

그러나 이것만으로도 치료는 충분하다. 이 이상 더 자세히 아는 것은 각자의 능력과 생각에 따른다. 그러나 이미 앞에서도 말한 바와 같이 맥을 짚어서 이 이상 더 알 수도 없거니와 알 필요도 없는 것이다. 이 맥진의 결과와 다른 증세를 대조하고 종합해서 비로소 정확을 기할 수 있는 것이다.

진맥은 병 진찰의 일부분에 불과하다

진맥(診脈)을 한의사가 진단할 때 쓰는 유일한 수단으로 아는 경향이 있는데 이것은 잘못이다. 이제 그 원인을 따져보면, 병자와 의사가 직접 대면해서 정말 진단한다는 느낌을 주는 것은 진맥뿐이고, 다른 증세는 간접적으로 들어서 알 수도 있고, 얼굴을 한 번 슬쩍 살펴보아도 되니까 진단한다는 느낌을 주지 않기 때문에 늘 진맥, 진맥하게 되는 것이다. 또 한 가지는 불순한 한의사가 병자를 현혹시키는 데 진맥을 빌어서 하는 때가 많기 때문에 한의학과 진맥을 동일시하는 경우가 많다.

그러나 한의학에서 진맥은 보고(望) 듣고(聞) 묻고(問) 맥을 짚는(切) 것 — 이 네 가지를 합해서 일컫는 말인데, 이것을 네 가지 진찰 방법(四診)이라고 한다.

본다는 것은 곧 병자의 모습과 얼굴 빛깔을 관찰한다는 것이고, 듣는다는 것은 병자가 호소하는 증세를 귀기울여 듣는다는 것이며, 묻는다는 것은 의사 쪽에서 환자의 증세를 알기 위한 기초 자료를 수집하기 위해서 이런저런 증세의 상태를 묻는 것이며, 절(切)은 곧 맥을 짚는 것이다. 곧 보고 듣고 묻고 해서 얻은 판단이 정확한지 어떤지를 다시 한번 검증하는 작업이 진맥이다.

진단을 하려면 다음 일곱 가지 방면으로 관찰해야 한다.

체질 계절 및 기후와 건강 상태의 관계, 평소에 즐기는 음식 등으로 체질의 음과 양을 분간할 것.

병의 증세 각 증세를 정밀하게 관찰해서 음양 · 허실 · 표리 · 상하를 따져서 질병이 있는 장부를 판단할 것.

맥의 상태 맥을 짚어서 음양 · 허실 · 상하를 따져서 질병이 있는 장부를 판단할 것.

경락 감각의 변화가 생긴 경락상의 부위를 검사해서 질병이 있는 장부를 판단할 것.

감정 감정의 작용에 의해서 질병이 있는 장부와 그 장부의 허실을 판단할 것.

색 색을 관찰해서 질병이 있는 장부와 그 장부의 허실을 판단할 것.

언동 언어 · 음성 · 행위 · 동작에 의해서 음양과 허실을 판단할 것.

이와 같이 종합적으로 진단하지 않으면 장님 코끼리 만지는 식의 잘못을 범할 때가 많다. 이것은 아주 판단하기 어려운 병을 대할 때 쓰는 방법이지 늘 일곱 가지로 진단을 하라는 것은 아니다. 대개 증세만 보아도 진찰을 정확히 할 수 있고 여기에 진맥을 곁들이면 거의 충분하다고 할 수 있다.

제6편

약리학

본초학 원리

한의학에서 약성학(藥性學)과 증후학(證候學)은 새의 두 날개와 같다. 증후를 알고 약맛(藥味)을 맞추면 치료는 저절로 되는 것이다. 그런데 본초 연구는 무척 까다롭다. 원리는 간단하지만 활용이 복잡해서 실제로 치료에 이용하려고 하면 어느 병에 어떤 약을 써야 할지 도무지 갈피를 잡기 힘든 때가 많기 때문이다.

약물의 선택

　이시진(李時珍)의 《본초강목(本草綱目)》에 적혀 있는 약의 종류가 1천 8백여 종이고 조학민(趙學敏)의 《본초강목습유(本草綱目拾遺)》에 9백 종이 덧붙여져 있어서 거의 3천 종이나 되는 것의 성질을 다 기억한다는 것은 불가능할 뿐만 아니라 불필요한 일이기도 하다.

　또 주치약(主治藥)이라는 것을 보면 한 가지 병에도 1백 종이 훨씬 넘는 약이 있어서 그 가운데 어느 것을 쓸 것인가를 선택해서 병의 증세와 체질에 맞추어 쓴다는 것은 보통 어려운 일이 아니다. 따라서 약의 성질을 연구할 필요가 있는 것이다.

경험적 방법

경험적 방법에 의해서 어떤 약물(藥物)이 일정한 병에 효과가 있는 것을 확정하는 데는 많은 통계에 의지해야 한다. 여러 사람에게 시행한 일정한 치료법에 견주어 결과가 좋은 것을 알아냈을 때는 그 치료에 쓰는 약물은 대체로 효과가 있는 것으로 인정할 수 있다.

그러나 서양 의학은 이 경험적 방법에 의해서 약물을 선택하는 데에 부적당한 점이 많다. 이 방법을 쓰려면 관찰자가 질병의 경과와 결과를 알고 그 다음에 어떤 증세를 보일 것인지 추정해야 한다.

그러나 이 추정은 흔히 편견에 바탕을 두는 일이 많아서 정확하지 않을뿐더러 그 약물이 어떤 작용을 해서 질병의 경과에 영향을 미치는지를 알기 어렵기 때문에 현대 과학도가 학술적으로 약학을 연구하는데 이 방법을 받아들이지 않는 것은 당연한 일이다. 또 그 약물은 한약과는 달라서 확실한 학술적 근거가 없으면 쓸 수 없으며, 만일에 잘못된 약을 쓰면 그 결과가 크게 건강을 악화시킬 염려가 있기 때문에 인도적으로나 의학 양심에 따라서나 피하지 않을 수 없다.

실험적 방법

실험적 방법은 동물, 특히 사람과 가까운 동물을 선택해서 먼저 어떤 약물이 건강 상태와 병적 상태에 있는 동물에게 어떤 작용을 하는가를 세밀히 관찰한다. 그 결과 이 약물은 어떤 일정한 질병에 어떤 치료를 하고, 어떤 일정한 증세를 어떻게 경감시킨다는 것을 추정하고, 그 추정한 질병이나 증세를 실험 동물에게 일어나게 한다.

실험으로 미루어 그 약물이 과연 효과가 있는지 그렇지 않은지를 관찰하거나, 실험 동물에게 일정한 질병을 발생하게 한 뒤에 그에 대해 약물의 효력이 있는지 없는지를 검사한다. 그런 후 효과가 있다는 것이 확실해지면 그것을 병자에게 응용해서 많은 임상적 경험을 쌓아서 통계를 작성하고, 그 결과에 따라 약물의 효력을 결정하는 것이니, 이것이 약물을 고르는 합리적인 방법이라고 하겠다.

위에서 말한 것은 서양의 약리학적 견지에서 고찰한 것인데, 이 이론이 동양 본초학(本草學)(약성학)에 맞는지 안 맞는지는 앞으로 살펴볼 필요가 있다.

[한약의 선정 방법]

넓은 의미에서 병을 치료하는 물질은 모두 약이라고 할 수 있겠지만 엄밀한 의미에서 말할 때는 그 대부분이 약물이라기보다는 차라리 음식물이라는 것이 타당하다.

한약은 크게 두 가지로 나눌 수 있다. 하나는 식물적(食物的) 부분이고, 다른 하나는 약물적(藥物的) 부분이다. 그런데 이 식물적 부분을 진정한 한약으로 볼 수 있으니, 현명한 한의사는 약물성 한약은 안 쓰는 것을 원칙으로 삼고 있다.

그러므로 한약을 '약이(藥餌)'라고 하는 사람이 많다. '약석(藥石)'이 무효' 라는 말은 어떤 약을 써도 소용이 없다는 말이다. 이때 '약석' 이라는 말은 약물성 한약을 포함할 때의 명칭이다.

'석(石)' 은 광물성 곧 무기물을 대표하는 것이고, '이(餌)' 는 동식물성 곧 유기물을 의미한다. 진정한 한약은 유기물이어야 한다. 우선 '본초(本草)' 라는 명칭이 그것을 가리키고 있다.

원래 식물(食物)에 의해서 병을 치료하는 것이 가장 자연스러운 것이니 직접 맛을 보아서 음식물이 이롭고 해로운 것을 선택하며, 좋아하는 음식물을 고름으로써 자기의 생리 조절에 필요한 음식물을 섭취하는 것이 동물계에 공통된 현상이다. 외과적 대수술과 극약, 독약에 의해서 병을 치료하지 않을 수 없을 경우도 있겠지만, 그때는 개체의 생명이 그만큼 위협을 받게 된다.

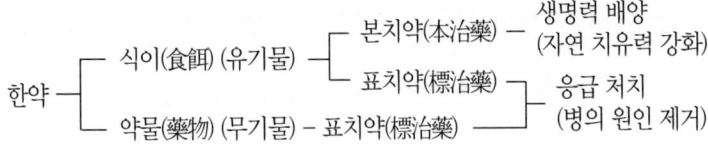

그러면 식이와 약물을 가르는 경계는 어떻게 정할 것인가?

첫째로, 식이는 병자에게 치유의 효과를 주는 동시에 건강한 사람에게도 유익한 것이다. 그러나 약물은 병자가 아니면 복용할 필요가 없고, 건강한 사람이 복용하면 오히려 해로운 것이다.

둘째로, 식이는 노동의 보수와 같고 약물은 빚과 같다. 빚은 부득이한 경우에 얻어 쓰지 않을 수 없지만 이자라는 손해를 각오하지 않으면 안된다. 그러나 노동의 보수는 많을수록 좋고 경제적으로 우리의 삶을 윤택하게 하는 것이다.

셋째로, 빚에도 비싼 이자와 싼 이자가 있고, 보수에도 힘든 일을 해서 얻는 것과 편한 일로 얻는 것이 있는 것처럼 약물에도 효과와 부작용의 비례가 다르다. 그러므로 약물을 선택할 때는 최대의 효과를 얻으면서 부작용은 가장 적은 것을 선택해야 한다.

이런 점에서 무기성(無機性) 약물보다 유기성(有機性) 약물을 택하는 것이다. 노동의 보수를 받을 때 자기의 자질과 능력에 가장 적합한 직업을 택해서 가장 많은 보수를 받으려는 것이 경제 원칙이라면, 식이(食餌)를 요구하는 것도 자기의 체질에 가장 적합한 것을 섭취해서 건강의 유지나 증진에 최대한의 효과를 얻으려는 것이 원칙이다. 이것이 바로 본초학 연구가 노리는 것이다.

이로써 본초학에서 약이라고 부르는 것과 서양 의학에서 약물이라고 부르는 것이 내용에 많은 차이가 있다는 것을 짐작할 줄 안다.

본초학의 특징에는 약학 원론이나 약학 총론이라고 부름직한 원리가 있다. 이 원리에 따라 모든 약이의 약성을 나누어 볼 수 있으니, 본초학을 연구하는 데는 오직 그 원리를 이해하면 그만이다. 그 원리는 아주 간단하다. 곧 맛(味)과 기(氣)와 색(色)에 의해서 물질의 성질을 판단하는 것이다.

한두 가지 예를 들면 겨자나 후추는 매운 맛을 가지고 열을 도우며 배나 수박은 담백한 맛을 가지고 열을 식힌다. 이와 같은 원리는 다음과 같은 방법에 의해서 귀납적으로 발견된 것이다.

겨자를 많이 먹으면 몸이 화끈하고 땀이 버쩍 난다. 이는 고추·후추·생강·계피·마늘도 다 마찬가지다. 그러므로 겨자·고추·후추·생강·계피·마늘은 모두 기(氣)가 덥다(溫熱).

겨자는 맛이 맵다. 이 역시 고추·후추·생강·계피·마늘도 마찬가지다.

공통된 맛은 매운 맛(辛味)이다. 겨자도 냄새(芳香)가 있고, 고추·후추·생강·계피·마늘도 마찬가지로 냄새가 있다.

이들은 공통적으로 휘발성 기름을 가지고 있다.

이 여섯 가지 음식물은 공통으로 열을 돕고, 매운 맛을 가지고 있고, 냄새가 있고, 발산성을 가지고 소화력과 식욕을 돋구는 성질을 가지고 있다. 이들 중에서도 매운 맛은 체온을 증진하고, 냄새는 몸 안의 기체를 배설한다.

이러한 원리를 발견한 뒤에 그 원리를 실제에 적용해서 그 정확성을 살피는 동시에 약이의 효과가 있는지 없는지를 결정한다. 약물을 선택하는 데는 학리적(學理的) 지식과 정밀한 임상적 실험이 필요하며, 특히 경험적 방법에는 많은 통계가 필요하다.

한약은 어린애라도 알 수 있는 쉬운 원리에 의해서 인간이 이 지상에 나타난 이후로 다같이 경험하는 것을 종합한 것이다. 그러므로 한약의 실제적 효과는 의심할 여지가 없다. 가령 매운 맛을 가진 식물(食物)이 열을 돕는다는 것이 밝혀진 뒤에는 매운 맛을 가진 것 중에 어느 것이든지 먹어서 부족한 체온을 돋굴 수 있는 것이다.

《본초강목》 비판

본초학이란 현대 자연 과학의 연구 대상인 동물·식물·광물 등 자연계의 모든 물질의 성질을 연구하는 동양 특유의 고대 학문이요, 《본초강목》은 '백과 사전'이라고 이름 붙일 만한 본초학 사전이다. 그런데 자연계의 모든 물질을 연구할 때 그것이 인체에 미치는 영향을 중심으로 하여 연구하는 점이 본초학의 특징이다. 그러므로 본초학을 일반 사람들은 동양의 약학으로 해석하고 《본초강목》을 동양의 '약학 전서'로 생각한다.

따라서 본초학을 연구할 때는 《본초강목》을 기초로 삼지 않을 수 없다. 그러나 《본초강목》을 대할 때는 이 책에 대한 바른 비판의 눈을 지니지 못하면 노력만 낭비하고 성과는 보잘것없이 되고 만다.

《본초강목》의 내용에는 학리적(學理的) 부분도 있고 비학리적(非學理的) 부분도 있다. 그러므로 《본초강목》에 있는 비학리적 부분만 보고 《본초강목》 전체의 가치를 부인하는 것도 옳지 않은 일이요, 한약이 좋다고 《본초강목》 전체를 무조건 받아들이는 것도 좋지 않다.

본초학의 기미론(氣味論)은 이론적으로 체계가 서 있으므로 이 부분은 학리적이라고 하겠다. 그러나 기미를 설명하는 방법은 현대적이 아니기 때문에 학리적이 아니라는 느낌을 줄 수 있다.

《본초강목》에 들어 있는 학리적 근거가 없는 서술들은 다음과 같은 이유에서 유래한다고 볼 수 있겠다.

첫째로 《본초강목》에는 터무니없는 전설들이 아무 비판적 선별 과정 없이 그대로 실려 있고, 둘째로 저 잘난 체하는 사람들이 자기의 박학을 과시하기 위하여 아무 근거 없는 말을 그럴듯하게 꾸며서 설명한 것이 많다.

셋째로 마음씨가 좋지 않은 한의사가 병자를 현혹시키려고 상식에 벗어나는 해석을 붙여서 신기한 약효를 과장한 것이 그대로 실린 것이 많고, 넷째로 약재(藥材)를 외국에서 수입하는 무역상인들이 멀리서 들여온 약재를 비싸게 팔기 위해서 아주 과장된 신비적인 설명을 붙이는 일이 있는데, 그런 설명이 걸러지지 않은 채 들어 있는 일이 많다. 이런 엽기적 설명이 사람의 관심을 끌어서 한 사람 두 사람에게 전파되고 한두 해 지나는 동안에 정말인 것처럼 믿어져서 모두 《본초강목》에 끼어들게 된 것이다.

한약 연구의 방법

요즈음에 들어 한약 연구에 대한 관심이 상당히 높아졌다. 이것은 한약의 권위를 위해서라기보다는 인류의 건강과 생명을 위해서 크게 다행한 일이다. 그러나 연구 방법에 대해서는 한번쯤 깊이 생각해 보아야 한다.

한의학 연구 방법을 두 가지로 나눌 수 있으니, 하나는 분석 과학적 방법이요, 또 하나는 종합 관찰적 방법이다. 전자는 서양식이요, 후자는 동양식이다.

[분석 과학적 방법]

이 방법은 현대 의학도의 한약 연구 방법이니, 한약 중에서 어떤 유효한 성분을 추출해서 실험적 방법에 의해서 약물적 효과를 규명하려는 방법이다. 과학자로서의 연구 태도로는 좋을지 모르지만 우리가 목적으로 삼는 치료의 효과를 두드러지게 나타내는 약물을 구하는 데는 적당하지 않은 점이 여러 가지 있다.

≫유기 화학이 아직 유치한 단계에 있다

현대 과학이 아무리 발달되었다고 하더라도 유기 화학 분야에서는 이제 겨우 문턱을 넘어선 정도에 머물고 있으니 지금의 유기 화학으로는 유기물인 한약을 화학적으로 충분히 분석하고 실험할 만한 능력이 없다.

≫ 분석의 폐단

　분석이 현대 과학의 특징이요 장점이지만 한편으로는 그것이 단점이 되는 때가 있다. 예를 들면 다음과 같다.

　첫째로, 금강석도 탄소로 되어 있고, 흑연도 탄소로 되어 있고, 석탄이나 목탄도 모두 그 성분이 탄소라고 한다. 그러면 금강석을 목탄과 같은 것으로 볼 것인가? 금강석의 성분이 탄소인 것을 아는 것도 중요하지만 그 굳기나 광채나 보석으로서의 가치를 잊어서는 안된다. 분석의 폐단은 본성을 잊어 버리는 것이다.

　둘째로, 물은 수소와 산소로 되어 있다. 그런데 물은 연소하지 않지만 그 분자인 수소와 산소는 연소한다.

　그러므로 물을 쓸 때에 산소와 수소의 양을 분자식 비례에 의해서 공급하더라도 바라는 목적을 이룰 수 없다. 무기 화합물도 이렇거든 하물며 유기물인 한약의 성분을 분석하고 추출해서 그 약물적 작용을 관찰하려는 것은 무리한 일이라고 하지 않을 수 없다. 더욱이 오늘날의 유치한 유기 화학으로 그 성분을 충분히 분석하기도 힘드는 바에야 더 말할 여지가 없다.

　물의 작용 ≒ 수소의 작용 + 산소의 작용

　같은 물의 성분을 가졌더라도 얼음이 다르고 증기가 다르며, 냉수가 다르고 열탕이 다르다.

　셋째로, 책상도 나무로 만들어지고, 상자도 나무로 만들어지고, 문짝도 나무로 만들어졌다. 책상이나 문이나 상자나 분석의 결과만 놓고 보면 다 같을 것이다.

그렇다고 책상을 문짝과 같은 물건으로 볼 수는 없다. 나무 조각을 가져다 놓고 아무리 연구해 보아도 거기에서 책상의 개념, 문짝의 개념은 얻지 못할 것이며, 따라서 그 쓰임새를 알 길이 없을 것이다.

≫유효 성분 추출의 불합리성

한약의 주요 성분을 추출하여 그 약성을 연구한다는 것은 논리적으로 다음과 같은 불합리성을 초래하게 된다. 예를 들어 인삼을 '가'라고 하고 그 성분을 ㄱ, ㄴ, ㄷ, ㄹ, ㅁ……이라고 하자.

이제 인삼에서 그 성분 ㄱ을 추출하여 실험에 의해서 그 약물적 효과를 규명해 냈다고 할 때, 그것으로 인삼의 효과를 논하는 것은 논리상 정당하다고 인정하기 어렵다.

ㄱ은 인삼 성분 중의 하나겠지만 ㄱ의 작용이 반드시 인삼의 작용의 일부분이라고 볼 수는 없기 때문이다. 이것은 마치 앞에서 이야기한 것처럼 산소는 물의 한 구성 성분이지만 산소의 작용을 물의 작용의 일부로 볼 수 없는 것과 마찬가지다.

물의 작용 ≒ 수소의 작용 + 산소의 작용($[H_2O] ≒ H'2 + O'$)

또 한 가지 문제는 인삼의 성분을 다 안다고 하더라도 인체의 구조가 말할 수 없이 미묘하고 복잡한데, 유기적 종합체인 인체에 대해서 유기적 종합체인 약물이 각 조직과 기관에 상호 관련하여 종합적으로 작용하는 약물적 효과를 한 성분만 추출하여 일부분에 실험한 것을 종합해서는 알 수 없을 것이며, 현대 과학이 아무리 진보된다고 하더라도 인체의 각 부분에 대해 충분한 실험을 하는 것은 불가능한 일이다.

[종합 관찰적 방법]

이것은 본초학적 방법이니, 가령 인삼의 약성을 연구할 때 성분을 분석하려고 하지 않고, 인삼 그대로의 성질을 연구하고 인체에 미치는 영향을 종합적으로 관찰하려고 하는 것이다.

인삼은 약간 단맛(微甘)을 지녔는데, 이것은 영양에 작용하여 비(脾)에 영향을 미치고, 향기(香)를 지니고 있어서 호흡과 피부의 발한(發汗) 작용을 조절하고, 소화기에서 가스를 원활하게 배출하게 한다.

또 인삼이 지닌 약간 쓴맛(微苦)은 심장을 가라앉혀서 피로를 회복하게 하고, 약간 따뜻한(微溫) 기(氣)를 지녀서 생리적 기능을 조정하는 등의 성질을 가지고 있다.

사람의 생리 현상이나 질병의 증세도 종합적으로 관찰해야만 근본적으로 치료할 수 있으니, 국부적 관찰만 가지고는 정확하게 파악하기 어렵다.

인삼이 적당한 체질은 전체적으로 생리적 기능이 미약하거나 쇠약한 사람이다. 다시 말하면 소화기의 작용이 불충분하거나 호흡기의 작용이 불충분하거나 혈액 순환 작용이 불충분하거나 영양이 부족하거나 심장이 피로해서 전신에 피로를 느끼는 체질을 가진 사람의 병은 그 병의 종류나 병 이름이 무엇이든지 상관할 것 없이 인삼을 먹으면 좋다.

약리적 기능을 조절하고 체온을 증진하는 약은 대개 맵고 화끈한 약으로서 자극성을 지니고 있다.

그러나 인삼만은 쓴맛을 띠고 있어서 심장의 흥분을 가라앉히고 피로를 덜면서 영양을 도와서 근본적으로 생명력을 강화한다는 점에서 다른 약보다 훨씬 더 뛰어나다.

약물의 분류

약물은 종류가 아주 많아서 그것을 계통적으로 분류해서 찾아보기 쉽게 하고 연구에 편의를 제공하지 않으면 안된다. 종래의 약물 분류법에는 여러 가지가 있다.

화학적 분류법

근래에 약리학과 화학의 진보에 의해 일정한 약리적 성질에는 일정한 원소 또는 잔기(殘基)나 화학적 구조가 따른다는 것을 점차로 발견하게 되었다. 곧 지방(脂肪)에는 일반적으로 마취 효과가 있고 방향성(芳香性)은 살균력을 지니고 있고, 조염소(造鹽素)가 있는 유기 화합물이나 칼륨 화합물은 심장 마비를 일으키고 아미드 잔기($-NH_2$)를 포함하고 있는 것은 연수(延髓)를 흥분시킨다는 따위의 현상을 볼 수 있다.

이런 연구가 진척됨에 따라 약리적 작용을 화학적으로 모두 환원시킬 수 있을 때가 올지도 모른다. 그 때는 본초학의 기미색론(氣味色論)이 화학적으로 증명될 것이다.

그러나 오늘날 순수한 화학을 기초로 한 분류법에는 부적당한 점이 있다. 화학 계통을 곧 약리학 계통으로 환원시킬 수 없고, 약물 중에 아직 화학적으로 성질이 명료하지 않은 것이 있기 때문이다.

한약은 거의 전부가 아직 화학적으로 성질이 규명되지 못하고 있으므로 이 분류법을 적용할 시기는 아직 요원하다고 할 수 있다.

[장기적 분류법]

장기(臟器)에 대한 약물의 작용에 의하여 정한 분류법으로서, 예컨대 뇌에 작용하는 약물, 척추에 작용하는 약물, 심장에 작용하는 약물 곧 뇌척수약, 심장약 등으로 구별하는 것이 그것이다.

그러나 대개의 약물이 다만 한 장기에만 작용하는 것이 아니며 한꺼번에 여러 개의 장기에 작용한다.

또 하나의 장기에 대해서도 약물에 따라서 저마다 작용이 다르니, 이와 같은 분류법도 적당하지 못하다.

특히 한약에서는 이것을 구분하기 어렵다. 인삼 같은 것은 오장 육부를 보(補)한다고 할 수 있고, 음양곽(淫羊藿) 같은 것은 대장·위·심·신·삼초·명문 약이라고 할 수 있다.

[임상적 분류법]

임상적으로 관찰되는 약효의 결과에 의해 분류하는 방법으로서, 예를 들면 설사제·이뇨제·이담제·구충제 등으로 구분하는 것이다. 이 분류법은 본초학에서도 가장 흔히 쓰는 방법으로서 산제([發]散劑)·화제(和[解]劑)·보제(補劑)·하제([攻]下劑)·고제(固劑)·치풍제(治風劑)·치열제(治熱劑)·치습제(治濕劑) 등등으로 구분하는 때도 있다.

그러나 약물에 의한 임상적 결과는 한 가지로 나타나지 않기 때문에 이 분류법은 실제로 대단히 막연하다.

[자연 과학적 분류법]

다른 자연 과학이 자연의 계통에 의해 분류하는 것처럼 많은 물질에 대해 그 약리적 작용을 낱낱이 조사해서 성질이 흡사한 것을 하나의 속(屬)으로 모으고 그 중에서 특히 두드러진 것을 그 속의 대표로 정해서 적은 뒤에 그 밖의 같은 속에 포함되는 약물을 덧붙여서 설명하는 방법이다.

이 분류법은 부흐하임(Buchheim)이 창시해서 슈미데베르히 (Schmiedeberg)가 대성한 것인데 서양 약학상 가장 합리적인 방법으로 인정되고 있다.

이 방법에 따르면 새로 나타나는 약물은 그 작용에 따라 적당한 속에 편입되거나 또는 새로운 속을 설정해서 지금까지 성립된 계통을 바꾸는 번잡함을 피할 수 있고, 또 한편으로 약리학을 배울 때 대표적인 약물의 약리를 알면 그 속의 약물 작용을 대략 미루어 알 수 있어 편리하다. (이 분류법은 본초학의 기미색론적 분류법과 비슷한 점이 많다.)

그러나 이 분류법에도 역시 결점이 있다.

곧 모든 생약이나 가공이 덜된 약품에는 유효 성분이 불분명한 것이 많고, 더욱이 그 약물이 생체에 어떤 작용을 하는가가 전혀 밝혀져 있지 않든지 불완전하게 밖에는 알려져 있지 않기 때문에 이런 약물을 어떤 속에 덧붙일지, 또는 어떻게 서열을 세워야 할지 가리기 힘든 때가 많다는 것이 현대 약리 학자들의 고백이다.

그런데 한약은 거의 전부가 현대 약리학상으로는 그 유효 성분이 불분명하고, 생체에 대하여 어떤 작용을 하는지 알지 못하는 것이 사실이므로 한약에 대해서는 이 분류법도 적당하지 못하다.

〔 기미론적 분류법 〕

이것은 기(氣)와 미(味)에 의한 분류법으로서 본초학 약리에 가장 적합한 분류법이다. 그런데 여기서 기억해 두어야 할 것은 기미론적 분류는 약성(藥性) 또는 약소(藥素)의 분류이지, 약이(藥餌)의 분류는 아니라는 점이다. 기미론(氣味論)에 의해 약성을 분류한 뒤에 약이에 의해 그것이 소유한 약성을 종합해서 약이가 지닌 약리적 효용이나 가치를 논하는 것이다.

한약의 약성을 이해하기 위해서는 약소의 존재를 추정할 필요가 있다. 과학적 견지에서는 대단히 만족스럽지 못하겠지만 지금 형편으로는 그 밖에 다른 방법이 없다.

약소를 어떻게 추정하느냐 하면, 예를 들어 열을 돕는 약에는 조열 약소(助熱藥素)가 있고, 땀을 내게 하는 약에는 발한 약소가 있다고 추정하는 것이다. 우스꽝스러울 만큼 평범한 말이지만, 한의학 이론이란 모두 그처럼 간단한 가운데 진리가 있는 것이다. 그런데 이 약소가 세 방면에서 그 존재를 우리에게 드러내 주고 있으니, 그것이 곧 기(氣)와 맛(味)과 색(色)이다. 모든 물체는 길이와 넓이와 높이에 따라서 그 크기가 알려지는 것처럼 모든 물질은 기와 맛과 색에 의해서 성질이 밝혀진다.

한약은 여러 약소의 복합체이다. 한약은 한 가지 약에 여러 가지 약물적 성분이 들어 있다는 말이다. 편의상 《본초강목》에 여러 가지 방법으로 분류해 놓기는 했으나 실제로는 분류를 하나마나 마찬가지니, 하나의 약이 여러 가지 유(類)에 속할 수 있기 때문이다.

한약은 자연이 처방하여 자연 스스로가 조제한 일종의 종합적 약물이라고 할 수 있다.

따라서 한약을 제대로 알려면 전체적으로 인체에 작용하는 영향을 관찰하는 동시에 특히 잘 듣는 점에 유의해야 한다.

기 · 미 · 색론

〔 기(氣) 〕

한의학에서 기(氣)라는 말의 의미는 대단히 넓다.

호기(呼氣 : 날숨), 흡기(吸氣 : 들숨), 기침 등 호흡을 의미할 때도 있고, '노기(怒氣)를 띠었다', '기분이 울적하다' 등의 표현으로 보아 감정을 의미할 때도 있다. '기진하다', '기력이 있다', '원기가 없다' 같은 말이 있듯이 인체의 동력이나 생명력을 의미할 때도 있고, '한기' '온기' '습기' 등 기후와 온도를 의미할 때도 있다.

또한 '기역(氣逆)', '기체(氣滯)' 등 위장에서 발생한 가스를 의미할 때도 있고, '장기(瘴氣)', '여기(癘氣)' 등 유행성 병균을 의미할 때도 있고, '각기(脚氣)', '태기(胎氣)' 등 생리적 변화나 병적인 반응을 의미하는 때도 있다.

약리학적으로 기는 약의 반응과 후각의 자극으로 나누어서 살필 수 있다.

≫ 약의 반응(좁은 의미의 약성)

① 오르내림(升降) — 약의 반응과 작용이 인체의 윗부분에 많을 때는 그 약

이 오름성(升性)을 지닌 것이요, 아래 부분에 많을 때는 내림성(降性)을 지닌 것이다.

승마(升麻)·궁궁이(川芎)·시호(柴胡)·원지(遠志)·박하 등은 오름성이 많고, 깽깽이풀 뿌리(黃連)·쇠무릎지기(牛膝)·작약(芍藥)·오수유(吳茱萸) 등은 내림성이 많으며, 백출(白朮)·감초·승검초 뿌리(當歸)·반하(半夏) 등은 오르내림성을 두루 갖춘 것이다. 약물에 따라 오름성과 내림성의 배합의 변화가 천차만별이다.

② 차고 더움(寒熱) ─ 약성의 따뜻하고 서늘하고 차고 더움(溫涼寒熱)을 네 가지 기(氣)라고 한다. 이것은 모두 체온에 영향을 미치는 약물의 작용을 이름이다. 바곳의 알뿌리(附子), 계수나무의 두꺼운 껍질(肉桂)은 더운 약(熱藥)이요, 쇠무릎지기·장군풀 뿌리(大黃)는 찬 약(寒藥)이요, 박하·모란껍질(牧丹皮)은 서늘한 약(涼藥)이요, 백복령(白伏令)·오미자(五味子)는 평상약(平藥)이다.

본초(本草)에는 따뜻함(溫), 아주 따뜻함(大溫), 더움(熱), 아주 더운(大熱), 추움(寒), 크게 추움(大寒), 오슬오슬함(微寒), 평상(平) 등의 구분이 있다.

③ 보사(補瀉) ─ 허(虛)한 것은 보하고 실(實)한 것은 사(瀉)하는 것이 한의학의 원칙이다.

보약(補藥)은 근본을 치료하는 약(本治藥)이니 체질에 맞추어서 오랫동안 복용해도 좋은 것이요, 사약(瀉藥)은 표치(標治), 곧 응급 처치약이니 병의 원인만 제거되면 중지해야 한다.

인삼·백출·숙지황(熟地黃)·당귀(當歸)는 보약이요, 시호·마황(麻黃)·대황(大黃)·후박(厚朴)은 사약이다.

④ 안팎(表裏) ─ 인체의 표면에 반응이 나타나는 약은 표약(表藥)이니, 발한 해열제(發汗解熱劑)가 모두 여기에 속한다. 시호·계수나무 가지·마

황·칡 뿌리 등은 모두 밖으로 풀어 주는 성질이 강한 약이요, 대황·복숭아씨 알맹이(桃仁)·지실(枳實)·매자기 뿌리(三稜) 같은 것은 안을 다스리는 약이다.

⑤ 발산과 수렴 — 발산하는 약에는 형개(荊芥)·방풍나물(防風)·족두리풀(細辛)·차조기 잎(紫蘇) 같은 땀으로 발산하는 약과 곽향(藿香)·목향(木香)·오약(烏藥) 같은 배기약 곧 소화기의 가스를 발산하는 약이 있다. 수렴약에는 땀을 멈추거나(止汗) 설사를 멈추거나(止泄) 기침을 멎게 하는(止嗽) 것 같은 약이 있으니, 오미자·작약·산수유 같은 것들은 모두 그런 성질이 있다.

≫후각의 자극

약물이 후각을 자극하는 정도를 가볍고 무거움(輕重), 맑고 흐림(淸濁), 두텁고 엷음(厚薄), 향기로움과 역겨움(香臭)으로 가르는데, 박하·사향(麝香) 같은 것은 기가 가볍고, 아위(阿魏)·지실(枳實) 같은 것은 기가 무겁다. 가벼우면 올라가고 무거우면 내려간다. 맑음과 흐림도 가벼움과 무거움하고 비슷하니 맑으면 올라가고 흐리면 내려간다.

기가 두터우면 작용이 강하고 적극적이며, 엷으면 작용이 약하고 소극적이다. 백출·후박·대화·부자 같은 것은 기가 두텁고, 복령·황련·곽향·작약 같은 것은 기가 엷다.

한약에서는 냄새가 짙은(芳香性) 약이 대단히 많아서 일일이 손꼽을 수 없다. 대체로 냄새가 짙은 약은 땀을 내거나 가스를 배출하거나 살균·살충을 하거나 위를 편안하게 하는 작용을 한다. 고약한 냄새가 나는 것은 한약에 별로 쓰이지 않지만, 살충약 곧 기생충을 없애는 데 쓰이는 일이 있다. 아위·비자(榧子)·사군자(使君子)·빈랑(檳榔) 같은 것이 그런 약이다.

기와 맛의 음양을 가르면 기는 양이요, 맛은 음이다. 그리고 기 가운데 덥고, 위로 올라가고, 밖에 작용하고, 보하고, 흩고, 가볍고, 맑고, 짙고, 향이 있는 것은 양이다. 차고, 내려가고, 안에 작용하고, 사(瀉)하고, 모으고, 무겁고, 흐리고, 엷고, 역거운 것은 음이다.

〔 맛 〕

맛에 대한 원리는 증후편에서 대체로 설명했으므로 다시 언급하지 않겠다.

맛이라고 하면 매운 맛·쓴맛·단맛·신맛·짠맛·담백한 맛 같은 미각만 있는 것이 아니라 이 미각에서 느껴지는 감각, 곧 미감(味感)이라는 것이 있다. 이것은 대개 기(氣)와 관련된 미각으로 볼 수 있는데, 기와 마찬가지로 맑고 흐림, 두텁고 엷음, 가볍고 무거움, 떫떠름하고 달작지근함(澁綬)의 정도를 가지고 구별한다. 이를테면 맛이 깨끗한 것은 상승하고 탁한 것은 하강하며, 맛이 짙으면 음성(陰性)의 작용이 강하고 얕으면 음성의 작용이 약하다. (이때 기와 맛은 짙고 엷음이 일치하지 않는 경우가 많다.)

또 산뜻한 느낌을 주는 맛은 오름성이 있고 무거운 느낌을 주는 맛은 내림성이 있다. 구기자(枸杞子)·당귀·황금(黃芩)·도라지 같은 것은 맛이 무겁고, 박하·시호·더덕(沙蔘) 같은 것은 맛이 가볍다. 당귀나 도라지 같은 것은 기는 가볍고 맛은 무거우며 시호나 박하 같은 것은 기와 맛이 모두 가볍다.

떫은 맛은 혀와 입 안 전체를 수축시키는 느낌이 있는데 비자·빈랑·산수유 같은 것은 모두 떫은 맛을 지니고 있고, 대체로 신맛을 곁들이는 경우가 많다. 달착지근한 맛은 감초 · 백복령 · 백합 같은 것이 주는 맛의 느낌으로서, 대체로 감미성(甘味性) 물질이나 담미성(淡味性) 물질에서 느껴지는 미감이다.

맛의 음양을 가를 때는 매운 것, 단것, 담백한 것, 방향(芳香)이 있는 것, 맑은 것, 가벼운 것, 엷은 것, 달착지근한 것은 양에 속하고, 쓴것, 신것, 짠것, 역겨운 것, 탁한 것, 무거운 것, 두터운 것, 떫은 것은 음에 속하는 것으로 본다.

그러나 음양은 모두 상대적인 것으로서 단것은 신것에 대해서는 양이지만 매운 것에 대해서는 음이며, 신것은 단것에 대해서는 음이지만 쓴것에 대해서는 양이 된다.

맛 신경의 분포 상태를 보면 매운 맛을 느끼는 맛 신경은 혀 끝에 있고, 쓴맛을 느끼는 맛 신경은 혀 안쪽에 있다. 또 단맛을 느끼는 신경은 혀 가운데에, 신맛을 느끼는 신경은 혀의 양옆에 많이 있고, 짠맛을 느끼는 신경은 혀에 두루 퍼져 있다.

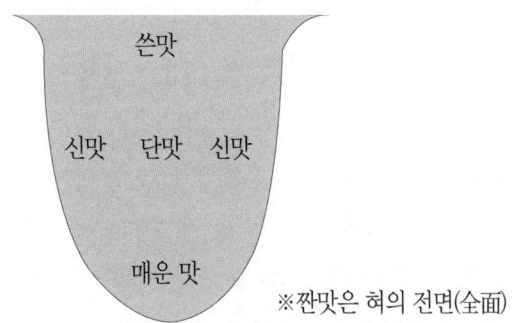

※짠맛은 혀의 전면(全面)

여기에 표시한 것은 특히 두드러진 것을 말한 것이고, 다른 구역이라고 전혀 분포되어 있지 않은 것은 아니니, 중앙에는 각 맛 신경이 모두 상당히 분포되어 있다.

증후편에서 다섯 가지 맛과 오장의 관계를 말할 때 매운 맛은 폐에, 쓴맛은 심에, 단맛은 비에, 신맛은 간에, 짠맛은 신에 관계된 것으로 말했다. 여기서 다시 그 근거를 댈 필요가 없으나, 다만 심(心)과 쓴맛의 관계에 대해서는 부연 설명이 필요할 것 같다.

심은 왼쪽에 자리잡고 있어서 오장 중에 양에 속한다. 맛과의 관계에서도 혀끝의 맛 신경과 연락이 되어야 할 것이고 따라서 매운 맛은 심에 속해야 당연할 것 같다.

물론 매운 맛이 심에 속하지 않은 것은 아니니, 매운 맛은 심장을 흥분시켜서 혈액 순환을 왕성하게 한다. 그러나 매운 맛은 폐에 두드러지게 작용하기 때문에 폐에 소속시킨 것이다. '혀는 마음의 싹(舌爲心之苗)'이니까 혀 전체가 심에 속하며 심은 모든 장기를 다스리는 임금(君臟)이므로 다른 맛도 다 다스린다.

심(君臟)
- 매운 맛(辛) … 폐(肺) …… 혈액 순환을 왕성하게 한다. 호흡을 깊게 한다. 조온(助溫)
- 단맛(甘) … 비(脾) ……… 영양을 돕는다 (보혈[補血]). 소화기를 부드럽게 한다.
- 향내나는 맛(香) … 비(脾) … 땀을 내고 피를 맑게 한다. 기분을 경쾌하게 한다.
- 신맛(酸) … 간(肝) ……… 심장 동력의 절약, 축적, 수렴.
- 짠맛(鹹) … 신(腎) ……… 피를 부드럽게 하고 굳힌다. 굳은 것을 연하게 하고 급한 것을 늦춘다.
- 담백한 맛(淡) … 신(腎) ……피를 안정시키고 잘 스미게 한다.
- 쓴맛(苦) … 심(心) ……… 심장의 동작을 억제하고 가라앉힌다.

이와 같이 맛이 오장에 배당되어 있는데 쓴맛은 심장에 뿐만 아니라 신(腎)에도 많이 작용한다는 것을 살필 수 있다. 쓴맛은 음중지음미(陰中之陰味)요, 신은 음중지음장(陰中之陰臟)이다. 쓴맛을 지닌 것은 대변과 소변을 잘 보도록 하는 이뇨통변제(利尿通便劑)로 많이 쓰는데, 이것은 모두 신의 직책에 속하는 것이다.

다음에 맛 신경의 분포와 경락의 분포 상태를 대조해 보자. 간과 담 경락은 인체의 양 측면에 분포되어 있는데 신맛 신경은 혀의 양 측면에 분포되어 있고(신맛은 간에 속한 맛이다.), 경락의 분포 구역이 가장 넓은 것은 생식기(신) 계통이어서 인체 표면의 대부분을 점령했다.

그 다음이 소화기 계통, 그 다음이 간 계통인데, 맛 신경의 분포도 짜고 담백한 맛의 구역이 가장 넓고, 그 다음이 달고 향내나는 구역이요, 그 다음이 신맛의 구역이어서 경락의 분포 상태와 맞아떨어진다.

[색(色)]

증후학에서는 '모습을 보고 색을 살핀다(觀形察色)'고 해서 색을 많이 살피지만 약성학에서는 그렇게 색을 중요하게 여기지 않는다. 그래서 약성학에서는 늘 기미(氣味)만 말하게 된다.

그러나 현대 화학적 실험에서도 색의 관찰이 매우 중요한 것이 되어 있으며, 자연계의 현상을 보더라도 모든 물질의 빛깔이 다른 것은 그 성질이 모두 다른 까닭이며, 그 성분이 다른 까닭이다. 같은 식물이라도 광선 관계, 영양 관계, 계절 관계로 색소가 바뀌는 것은 그 성분에 변화가 있기 때문이요, 따라서 성질에도 변화가 있는 것이다.

본초학에서는 색과 장기의 관계에 대해서 자세하게 다루고 있지 않으나 노란색이 비와 관계를 갖고 있고, 흰색이 폐와, 검정색이 신과, 붉은색이 심과, 그리고 푸른색이 간과 관계가 있다는 것은 분명하다.

　앞으로 연구되면 될수록 약성과 약의 색깔 사이의 밀접한 관계가 분명하게 드러나리라고 믿는다.

제 7 편

처방학

일 반 론

의술의 목적은 치료에 있으며 치료의 방법은 처방에 있다. 질병의 증세가 헤아릴 수 없이 다양하고 거기에 따르는 치료의 방법도 가지가지이므로 증세를 일일이 기억하고 특효 처방을 하나하나 암송한다는 것은 불가능한 일이다. 뿐만 아니라 가능하다고 치더라도 처방의 정신을 이해하지 못하고 약리적 원칙을 모르면 그 지식은 죽은 지식이 되어 별로 소용이 닿지 않아서 모처럼 애쓴 것이 말짱 헛것이 되고 만다.

그보다도 약리를 이해하고, 약성을 판단하고, 증후를 관찰하고, 처방의 원칙을 깨달으면 갖가지로 변하는 질병 증세를 대해도 그 질병의 원인을 환히 알게 될 것이고, 증세에 임해서 처방을 하는 것도 자유 자재일 것이다.

의사의 처방은 재봉사의 양복 제조와 같다. 몸에 맞는 양복을 맞추려면 기술 있는 양복점에 가서 체격을 보이고, 치수를 재고, 스타일과 색깔을 정한 뒤에 가봉을 해서 입어 보고 비로소 완전한 양복을 지을 수 있다.

이처럼 각자의 체질과 질병에 적합한 처방을 얻으려면 이름난 의사에게 '보고, 듣고, 묻고, 맥을 짚는(望聞問切)' 네 진찰 과정을 거친 뒤에 복용한 결과가 좋아야 비로소 훌륭한 처방이 될 수 있는 것이다. 다만 겉으로 드러나는 체격도 사람마다 달라서 옷을 꼭 맞게 하는 데는 정밀한 관찰을 해야 하는데, 하물며 복잡하기 한이 없고 미묘하기 짝이 없는 인체의 생리 현상, 질병 증세를 판단하는 데는 더 말할 나위도 없다.

옛날 사람들이 경험한 처방은 기성복과 같으니, 서투른 양복장이에게 맡긴 주문품보다는 숙련공의 기성품이 훨씬 더 나을 때도 있으나 숙련공이 만든 주문품과 기성품을 견주면 문제가 달라진다. 요컨대 숙련공을 만날 수 있느냐, 고명한 한의사를 만날 수 있느냐가 문제다.

더욱이 처방은 병자를 상대로 하는 것이므로 저마다 다른 증세를 가진 환자는 옛 처방 중에 어느 것이 적합한지 찾기가 곤란하므로 부득이 비슷한 처방을 닥치는 대로 모조리 시험해서 그 중에서 적합한 처방을 찾을 수밖에 없게 된다. 이러는 동안에 요행히 잘 골라내어 빨리 치료되는 경우도 없지 않으나 대개는 치료에 적당한 시기를 잃어버리는 경우가 많다.

요즈음에도 '비방(秘方)'이라는 말이 많이 떠돌아다녀서, 누구 집에서 대대로 내려오는 비방이니, 누구의 수제자니, 어느 산에 들어가 기도를 해서 신이 가르쳐 준 비방을 얻었느니 하여 한약을 터무니없이 비싼 값으로 팔거나 고액의 돈을 받고 처방하여 돈벌이를 하려는 사람들이 있다.

이것은 동양의 모든 전문적 지식이나 기술에 공통된 폐단으로서 자기가 지닌 지식이나 기술을 공개해서 널리 보급하는 대신 숨기고 독점하려는 태도에서 비롯된 것이다.

의술은 인술(仁術)이라 모든 사람의 생명을 구하려는 학문인데, 거기에 독점이니 비전이니 해서 혼자만 간직하려고 하는 것은 말이 안된다. 역대의 유명한 한의사 중에 누구보다도 많은 지식을 가진 분들은 그런 허황된 소리를 입 밖에 낸 적이 없으니, 비방을 들먹이는 자체가 벌써 불순한 동기를 숨기고 있다고 보아 틀림없다. 곧 처방에 이끗을 노리는 야욕이 덧붙여져서 비방이라는 말이 생긴다고 할 수 있다.

처방 중에는 우수한 것도 있고, 시원찮은 것도 있을 것이다. 그 처방이 뛰어난 것이라면 모르려니와 만일에 그렇지도 못한 것이라면 다만 돈을 가로챌 뿐만 아니라 인간의 생명을 해치는 중대한 죄악을 범하게 된다. 비방이라면 솔깃해 하는 것은 인간성의 한 부분으로 볼 수 있으나 결국 비방이라는 것이 아무리 좋아봤댔자 공개된 훌륭한 옛 처방에 지나지 못한 것이 대부분이다.

원래 한약은 병의 이름에 의하여 처방을 하는 것이 아니므로 어떤 병에 특효가 있었던 처방문이라고 해서 같은 병 이름을 가진 환자가 그 약으로 다 나을 줄 안다면 그것은 큰 오산이다. 다만 비방에서 한 가지 취할 점이 있다면, 병자에게 심리적 영향을 주어서 치료에 도움이 되는 것 정도일 것이다.

진단과 치료

한의학에서 질병의 대상은 질병이 아니고 질병 현상이 나타난 생명체, 곧 사람이며 치료의 대상도 국소적인 질병이나 이런저런 병적 증세의 제거가 아니고, 전체적으로 조화를 잃은 생리 상태에 있는 인체를 정상적인 생리 상태를 가진 건강체로 회복시키는 것이다. 그러므로 진단도 종합적 진단이어야 하고, 치료도 종합적 치료여야 한다. 질병은 언제든지 전신적(全身的)

이다.

엄격한 의미에서 순수한 국부적 질병이라는 것은 없다. 밖으로부터의 자극에 의해서 인체가 손상을 받았을 때도, 그 회복을 위하여 그 부분 밖의 다른 부분의 활동이 필요하게 되며 따라서 각 기관에 저마다 상당한 변화가 생긴다. 하물며 내부적 원인으로 발생한 질병이야 어찌 국소적 관찰로 제대로 파악할 수 있겠는가?

생체 각 기관 사이에는 뗄 수 없는 연쇄 관계가 있으니, 한 기관의 기능 장애는 곧 다른 기관의 기능에 이상을 일으킨다.

심장의 판막이 손상되면 간이 부어오르게 되며, 오줌의 양이 줄고, 부종(浮腫)이 생기거나 혈액에 이상을 일으키고, 호흡 중추가 흥분된다는 것이 한 예이다. 한 걸음 더 나아가서 심장의 판막이 왜 손상되었는지를 따지면, 심장 판막의 손상이 간이 부어오르는 원인도 되겠지만 간장 종창이 심장 판막 손상의 원인이 되었다고도 할 수 있다. 혈액의 이상이 호흡 중추의 흥분을 초래하기도 하지만 호흡의 이상이 혈액의 이상을 불러일으키기도 한다.

이와 같이 장기간의 연쇄 작용이 서로 원인이 되고 결과가 되는 것이므로 진정한 원인은 체질에서 찾아야 한다. 가령 간장에 이상이 있을 때는 그것을 보충하고 치료하는 작용이 체내에 있는데, 그 작용이 충분하게 기능을 발휘한다면 인체를 질병 상태로 몰고 가지 않지만, 그 보상이나 치료의 작용이 불완전할 때는 병이 생기는 것이다.

생명체의 모든 기관은 일 – 피로 – 보상 – 회복 – 일이 되풀이되어 생명을 유지하므로 일을 하지 않는 곳에 생명이 있을 수 없으며, 일의 결과 피로가 오고 피로는 그에 대한 보상과 치유를 요구하게 된다. 보충되는 것이 없으면 회복이 안되고, 회복이 되지 않으면 완전하게 일을 계속할 수 없으므로 병이 생긴다.

피로의 회복은 내부에서 장기 상호간에 보충을 하는 동시에 밖을 향하여 치유를 거들어 달라고 끊임없이 요구한다. 그런데 일단 병적 상태에 이르면 체내에서는 그 피로와 장애를 극복할 가능성이 적어서 필연적으로 외부에 대하여 치유의 조력을 요구하는 정도가 두드러지게 강해진다. 이 강화된 치유의 조력에 대한 요망과 구원을 받아들이려는 태세를 가리켜 우리는 질병 상태라고 부른다.

우리는 질병 증세를 싫어하는 때가 많지만, 이것은 어리석은 일이다. 위험한 일이 닥쳐오는 것이 싫다고 경종을 울리는 것을 원망하는 것과 마찬가지기 때문이다. 질병 증세는 우리에게 위험을 경고하는 동시에 그 증세 자체가 곧 치유 작용을 하는 일이 많다.

예를 들면 경락에 의해 몸 표면의 필요한 부위에 신경 과민이나 통증이나 가려움증이나 부스럼 같은 것이 생겨서 외부의 치료 자극을 민감하게 하거나 강화하는 것을 볼 수 있다.

외상(外傷)으로 생긴 것이 아닌 일체의 피부 변화는 내부에 관련된 치유 현상으로 보아도 무방하다. 여드름 하나라도 무의미한 것은 없다. 추위는 따뜻한 기운을 요구하고 갈증은 수분 섭취가 필요하다는 것을 알린다. 그리고 좋아하는 음식과 입맛은 저마다 치유에 필요한 물질을 요구하는 것이다.

각 방면으로 질병 증세를 관찰해서 종합적으로 진단한 뒤에는 치료도 역시 종합적으로 해야 한다.

이를테면 불면증을 치유할 때 마취제나 최면제를 쓰는 것은 종합 치료가 아니고 증세에 응한 처치에 불과하므로 불면의 고통에서 일시적으로는 벗어날지 모르지만 불면증 그 자체를 제거할 수는 없다. 그러므로 불면증을 치료하자면 불면증을 생기게 한 병든 몸의 혼란된 생리 상태를 바로 잡아 주어야 한다.

[증후에 따르는 처방]

　증세는 천태 만상이지만 치료에 필요한 것은 음양을 잘 분간하는 것이다. 좀더 자세히 말하면 차고 더운 것(寒熱), 허하고 실한 것(虛實), 안팎(表裏) 그리고 질병으로 이상이 생긴 장부(病變臟腑)를 판단하면 그만이다.

　음양에 대해서는 ` 음양편 ' 에서 자세히 설명했으므로 생략하기로 한다.

　차고 더운 것은 음양의 표현이니 음이 성하면 차고 양이 성하면 더운 것이 원칙이다. 그러나 실제로 이것을 제대로 판단하는 것은 매우 까다롭다. 음양의 작용이 단순히 표현되지 않고 거기에 장기 상호간의 억제, 항진의 관계가 덧붙여지고, 생명력의 복잡한 명령과 간섭을 받는 까닭이다.

　만일에 차고 더운 것을 잘못 알면 치료할 때 과실을 범하게 된다. 찬 병(寒病)에는 더운 약(熱藥)을 써야 하는데 찬 병을 열병(熱病)으로 잘못 알고 찬 약을 쓰면 병은 더욱 악화될 것이며, 열병을 찬 병으로 오인하고 더운 약을 써도 병의 원인을 조장하는 것이 될 것이다.

≫ 한(寒)

　찬 것(寒)도 오한(惡寒)·외한(畏寒)·표한(表寒)·이한(裏寒)·상한(上寒)·하한(下寒) 등으로 나누어진다.

오한(惡寒)

　오한은 추위라도 성질이 다른 것이니, 바깥 기온이 차지 않은데도 추위를 느끼는 것이다.

　심한 공포를 느끼거나 위험을 알아채거나, 격렬한 투쟁을 예상하거나 해서 온몸이 바싹 긴장을 할 때는 오한을 느끼게 된다. 무서운 도깨비 이야기나 시체가 걸어다닌다는 이야기 같은 것을 들을 때 오한을 느껴서 등골이 오싹해지고, 머리 끝이 쭈뼛해지며 전신에 소름이 끼치는 일이 있으며, 밤에 빈 옛집을 들어간다든지 밤길을 걸을 때 부근에서 바스락 소리만 나도 오한이 느껴진다. 그뿐만 아니라 처음으로 연설을 하려고 연단에 설 때나 신입생이 시험장에 들어갔을 때, 또 순진한 처녀가 좋아하는 이성을 처음으로 마주 볼 때 모두 오한을 느끼는 것이다.

질병에서 생기는 오한도 그 원인이 역시 긴장을 강하게 느끼는 데 있으니, 오한의 결과 생기는 것은 심한 발열이다. 폐병의 오한과 발열, 학질의 오한과 발열, 장티푸스의 오한과 발열이 모두 그렇다.

오한은 긴장, 무장을 의미하고 발열은 애써서 투쟁하는 것을 의미한다. 질병에서 생기는 오한·발열은 대개가 병균의 침입이 원인이 되는 것으로 추측되며, 균이 아니라도 생명이 위험을 받을 만한 급격한 자극이 있을 때는 오한이 생긴다고 추측된다.

그러므로 오한을 모두 찬 것(寒)으로 인정하고 일률적으로 열약을 써서는 안된다.

외한(畏寒)

보통 오한이라고 부르는 것에 외한도 들어 있으나 열이 없는 오한을 외한이라고 부르는 것이 좋다. 외한은 그냥 추위를 탄다고 하여 생리적으로 따뜻한 것을 요구하는 것이므로 방을 따뜻하게 하고 옷을 두텁게 입으면 가신다. 그러나 오한은 격렬한 투쟁을 준비하는 일정한 시간 동안은 아무리 펄펄 끓는 방에 두터운 이불을 뒤집어쓰고 있어도 추위가 가시지 않는다.

외한은 체온이 부족하여 그 원인이 양이 허한 데 있으니 양을 보하고 체온을 돕는 약을 쓰면 된다.

표한(表寒)

한기가 겉에 있으면 추위를 타고 몸이 차지고 안색이 파랗게 질리고 손발이 얼음 같고 때로는 부어오르게 된다.

이한(裏寒)

한기가 몸 안에 있으면 소화 불량, 구역질, 가슴앓이 등이 있고 따뜻한 음식을 좋아하고 찬 음식을 싫어한다.

상한(上寒)

한기가 몸 위쪽에 있으면 신트림이 나고 소화 불량이 되거나 가슴이 답답하다.

하한(下寒)

한기가 몸 아래쪽에 있으면 오줌을 못 가리거나 성기가 위축되거나 무릎이 시리거나 발이 차진다.

≫ 열

우리의 생명은 열량의 소모에 의해 계속된다. 그러므로 건강한 몸을 유지하려면 일정한 열, 곧 체온을 유지해야 한다. 그런데 몸 안에 이상이 있을 때는 그 이상을 제거하기 위해 보통 때보다 훨씬 더 큰 노력을 하게 되며, 따라서 체온이 높아지는 것이니 이것을 일컬어 발열이라고 한다.

그래서 질병에는 늘 발열이 따라다니며, 열이 나는 정도를 보고 질병의 정도를 관찰하는 것이다. 여기에서 주의할 점이 있으니, 병이 있으면 몸에 열이 있고 병이 없으면 열이 내리는 것으로 보아 병에는 열만 풀어 주면 된다는 결론이 나오는데, 그렇다고 열을 푸는 데 찬 약(寒藥)을 써야 한다고 섣불리 결론을 내리는 것이다. 만일 이것이 사실이라면 증세가 찬지 더운지를 따질 필요도 없고, 약성이 찬지 더운지를 구별할 필요도 없이 병에는 모두 열이 나니 찬 약을 쓰자는 결론이 나올 것이다. 그러나 실제로는 그렇지 않다.

병에는 모두 열이 있으나 그 열을 푸는 방법은 모두 다르다. 열약으로 열을 풀 때도 있고 찬 약으로 열을 풀 때도 있으며, 땀을 내서 해열을 하기도 하고 설사를 시켜서 해열을 하기도 한다. 그 까닭은 발열의 원인이 다르고 열의 종류가 다른 데 있다.

피로열 (疲勞熱)

정신적으로나 육체적으로나 힘에 넘치는 노력을 하여 피로의 도가 강해서 그것을 회복하려는 생리적 노력으로 말미암은 발열이다. 허열(虛熱)·가열(假熱)·양허열(陽虛熱)·기허열(氣虛熱)·혈허열(血虛熱) 같은 것이 모두 여기에 속한다.

이 피로열은 안정을 요구하기 때문에 편히 쉬면 자연히 없어지는 것이다. 특별한 병이 있어서 열이 생기는 것이 아니고, 그저 허약해서 생기는 것이기 때문이다. 그러나 때로는 병의 원인이 덧붙여지는 일도 있다.

자극열(刺戟熱)

이것은 흥분성 발열로서 외부의 자극에 의해 심장의 활동이 왕성해짐으로써 체온이 급격하게 올라가는 것이다. 정신적으로 지나친 분노도 발열의 원인이 되고, 육체적으로 술 같은 것을 많이 마셔도 열이 생긴다.

이런 자극을 계속적으로 받으면 체질이 그렇게 바뀌는 일이 있으니 이것을 울화(鬱火)니 허화(虛火)라 부르기도 하고 '음이 허해서 동하는 불(陰虛火動)'이라고도 한다.

분투열(奮鬪熱)

세균이 침범하거나 그 밖에 생명을 위협할 만한 이변이 육체에 생겼을 때 그것을 제거하려는 노력으로 인한 발열이다. 병에서 생기는 열은 대개 여기에 속하며, 이 열을 사열(邪熱) 또는 실열(實熱)이라고 한다.

그러나 허약한 사람에게도 분투열이 있으니, 이것을 '허한 가운데 실이 끼어 있다(虛中挾實)'고 해서 건강체의 분투열과 구분한다. 그러므로 분투열이라고 해서 모두 실열로 보면 안된다.

조열(潮熱)

이것은 간헐열과 같은 것이니, 주기적으로 발열하는 것을 가리킨다. 이 조열은 대개 쇠약한 병자의 분투열로 보는 것이 옳다. 따라서 치료할 때는 저항력, 곧 원기를 길러 주는 데 주력해야 한다.

한열 왕래(寒熱往來)

이것은 조열과 비슷한 것으로서 다만 조열에 추위를 타거나 오한을 느끼는 것을 겸한 것이다. 몸이 대단히 쇠약하여 체온 조절의 균형을 잃을 때나 위장에 고장이 있을 때, 또는 세균성 질병이 악화될 때의 분투 현상이다.

표열(表熱)

열이 몸의 표면에 있으면 발열, 빨간 종기, 열꽃으로 옷을 벗어제치고 이불을 걷어찬다.

이열(裏熱)

열이 몸 안에 있으면 가슴이 답답하고 울화가 끓으며, 오줌이 붉고 변비 같은 것이 생긴다.

상열(上熱)

열이 몸 위쪽에 있으면 두통이 생기고, 눈이 빨갛게 되고, 얼굴이 달아오르고, 목구멍이 붓고, 혀끝이 갈라지고, 찬 것을 좋아한다.

하열(下熱)

열이 몸 아래쪽에 있으면 대변이 딱딱하게 굳고, 오줌 양이 적고 붉으며 허리나 다리가 아픈 증세 같은 것이 있다.

≫ 한열에 따르는 약의 처방

오한(惡寒)과 표한(表寒)

이 경우에는 땀으로 열을 발산해야 하는데, 기미(氣味)로는 신온향산지제(辛溫香散之劑, 맵고 따뜻하고 향내가 있고 열을 흐트러뜨리는 약이라는 뜻으로, 한방의 약 명칭은 대체로 이렇게 되어 있어 한문만 알면 구별하기가 쉽다)를 써야 한다. 마황(麻黃)·계수나무 가지(桂枝)·족두리풀 뿌리(細辛)·생강·창출(蒼朮) 같은 것이 모두 그런 약이다.

이한(裏寒)

몸 안이 찰 때는 양을 보하고(補陽), 속을 덥히는(溫中) 약을 쓰면 된다. 인삼·백출·육계(肉桂)·후박·오수유 같은 것이 좋고, 체질에 따라 당귀·숙지황·천궁이나, 두충·구기자·부자 같은 것을 곁들인다.

상한(上寒)

찬 기운이 몸 위쪽에 있을 때는 그저 덥히는 약(溫藥), 열내는 약(熱藥)을 쓰면 된다. 그 이유는 양성(陽性) 약은 내개 오름성(升性)이나 오르내림성(升降性)을 겸한 것이 많기 때문이다. 인삼·백출·육계·감초 등을 쓰는 것이 좋은데, 인삼 같이 원양(元陽)을 돕는 약은 전체적이기 때문에 오르고 내림을 가릴 필요가 없다.

하한(下寒)

찬 기운이 하체에 있을 때는 밑으로 내려가는 온약(溫藥)이나 열약(熱藥)을 써야 한다. 매운 맛과 쓴맛을 고루 갖춘 것, 또는 맛이 두터운 온열성 약을 쓰면 된다. 밑으로 내려가는 온약에는 후박·오수유·회향(茴香)·구기자 같은 것을 쓰며, 인삼·백출·육계·부자 같은 것은 몸 아래쪽도 덥힌다.

피로열

인삼·황기(黃芪)·당귀·숙지황 같은 기를 보하고 피를 보하는 약을 쓰되, 체질의 음양에 따라 온약(溫藥)이나 양약(凉藥)을 가미한다.

자극열

이것은 자연히 회복되지만 그것이 체질에 영향을 미쳤을 때는 증세에 따라 음을 보하는 약, 양을 보하는 약, 기를 보하거나 피를 보하는 약, 또는 장기 계통에 따라서 심경약(心經藥), 간경약(肝經藥)을 쓴다.

흥분열

이것은 병의 원인에 따라 그때 그때 달리 치료해야 한다.

조열(潮熱) · 한열 왕래(寒熱往來)

원기를 돕는 것을 위주로 하고 증세에 따라 열을 흩거나 내리는 약을 겸해서 쓰는 것이 좋다.

표열(表熱)

이것은 표한(表寒)과 같으니, 체질과 증세에 따라 온산지제(溫散之劑), 평산지제(平散之劑), 또는 양산지제(凉散之劑)를 쓴다. 마황 · 계지 · 세신 · 생강 · 창출 · 형개 · 방풍 · 독활 · 시호 · 승마(升麻) · 백지(白芷) 등은 모두 몸 표면의 열을 푸는 약이다.

이열(裏熱)

체질과 증세에 따라서 때로는 소변과 대변으로, 때로는 피를 맑히거나 음을 보해서 푼다.

① 음을 보하는 약 (補陰藥) — 숙지황 · 마뿌리(山藥) · 산수유 · 더덕(沙蔘) · 현삼(玄蔘) · 맥문동(麥門冬) · 우슬(牛膝) · 백작약(白芍藥).

② 소변을 맑게 하는 약 (淸利藥) — 복령(伏令) · 택사(澤瀉) · 저령(猪令) · 으름덩굴(木通) · 치자(梔子) · 질경이씨(車前子).

③ 아래로 대변을 묽게 하는 약 (攻下潤便藥) — 대황(大黃) · 황산나트륨(芒硝) · 지실(枳實) · 복숭아씨(桃仁) · 천문동(天門冬).

④ 피를 맑히고 혈액 순환을 원활하게 하는 약 — 물소뿔(犀角)·생지황·
황금·황련·작약·꼭두서니 뿌리(茜根).

상열(上熱)

윗몸에 열이 있을 때는 오름성의 서늘한 약(涼藥)을 써야 하는데, 쓴맛을
띠고 맛은 엷고 기는 두터우며 가볍고 맑은 것을 쓴다. 시호·도라지·물소
뿔·승마·박하·황금 같은 그런 약이다.

하열(下熱)

하체에 열이 있을 때는 음을 보하고(補陰), 소변을 맑히며 대변을 원활하
게 하는 약 같은 것을 쓴다.

≫허 실

병을 다스리는 데는 허실(虛實)을 분간하는 것이 아주 중요하다. 허실은 음
양, 보사(補瀉)와 더불어 병을 다스리고 약을 처방하는 표준이 된다. 허한 것
을 보(補)하고 실한 것을 사(瀉)하면 그만이다. 만일 허한 것을 사하고 실한 것
을 보하면, 허한 것은 더 허해지고 실한 것은 더욱 실해져서 병세가 악화된다.

그러면 허실이란 것은 무엇을 일컫는 것인가? 허약해서 병이 나는 것은
자주 볼 수 있지만 실(實)해서 병이 난다는 것은 한의학 책을 처음 뒤적이는
사람 치고 한번쯤 의아하게 생각하지 않는 사람이 없다. 그러나 실은 원기
가 실한 것이 아니요 삿된 기운(邪氣)이 실하다는 것이니, '허하다는 것은
바른 기운이 허한 것이요, 실하다는 것은 삿된 기운이 실한 것이다(虛者正
氣虛也 實者邪氣實也)'라는 것이 이것을 가리킨다.

허증(虛症)은 물론 허약한 것이 원인이지만 실증(實症)도 역시 얼마쯤 허
하기 때문에 질병이 생기는 것이므로 근본에서는 둘 다 허한 것이요, 정도
의 차이에 지나지 않는다. 만일에 생리 작용이 온전히 영위되고 체내의 저

항력과 치유력이 왕성하다면 실증도 생길 리가 없을 것이다. 허실은 병의 원인이 밖에서 온 것이냐 안에 있는 것이냐에 따라서 구분하는 것이고, 이에 따라 치유하는 데 쓰는 약이 달라진다.

외래적 원인보다 내재적 원인이 더 큰 것은 허증이요, 내재적 원인보다 외래적 원인이 더 큰 때는 실증이다. 실증은 대개 급성병이며, 허증은 대개 만성병이다. 건강은 그렇게 나쁘지 않은데 바깥 기운의 급격한 변동으로 말미암아 생리적 조절이 균형을 잃어서 질병이 생긴 때는 땀을 내거나 소변을 맑게 하는 약으로 그 불균형 상태를 고쳐 주면 건강은 곧 회복된다.

그러나 보통 사람은 질병에 걸리지 않을 만큼 가벼운 외래적 원인도 원래 허약한 사람은 감당하지 못해서 병이 나는 것이므로 궁극적 원인은 허약한 데 있기 때문에 보할 약을 주로 쓰고 사할 약은 약간 곁들여야 한다. 이것을 가리켜 '허한 가운데 실이 끼어 있다' 고 한다.

그리고 바깥에서 이렇다 할 영향을 받지 않았는데도 그 자체에서 생리적 활동에 이상이 생기고 보통 사람이 하는 가벼운 운동이나 일도 감당하지 못해서 질병 증세가 생기는 일이 있는데, 이것은 순전히 허증이다.

이 허실의 정도는 사람에 따라 또 질병에 따라 다르니, 이 점을 잘 참작해서 약을 짓지 않으면 안된다.

① 겉이 실할(表實) 때는 겉을 풀어 주는 약(解表藥)을 쓰면 된다. 마황(麻黃) · 계지(桂枝) · 시호(柴胡) · 형개 · 방풍(防風) · 세신(細辛) 등.

② 안이 실할(裏實) 때는 아래로 내리는 약(攻下藥)을 쓰면 된다. 대황(大黃) · 망초(芒硝) · 도인(桃仁) · 지실(枳實) · 삼릉(三稜) · 봉출(蓬朮) 등.

③ 겉이 허할(表虛) 때는 황기 · 산조인(酸棗仁) · 작약(芍藥) 등 땀 안 나게 하는 약(止汗之劑)을 쓰고 인삼 · 백출 같은 기운을 보태 주는 약(益氣之劑)을 쓰기도 한다.

④ 안이 허할(裏虛) 때는 체질에 따라서 기를 보하거나, 피를 보하거나, 음을 보하거나, 양을 보하는 약을 쓴다.

⑤ 윗몸이 허할(上虛) 때는 체질에 따라 적당한 약을 쓰되 황기·승마 같이 끌어올리는 약을 곁들일 때가 있다.

⑥ 아랫몸이 허할(下虛) 때는 내리는 보약이나 모으고 굳히는 약(斂固之劑)을 쓴다.

⑦ 기가 허할 때는 기를 보하는 약을 쓰고 피가 허할 때는 피를 보하는 약을 쓴다.

≫ 질병으로 이상이 생긴 장부

위에서 말한 차고 더움(寒熱), 안팎(裏表), 허하고 실함(虛實)을 잘 나누어 볼 수 있으면 한방 치료는 넉넉히 할 수 있으나 이것을 좀더 세밀히 하려면 특히 두드러지게 이상이 생긴 장부가 어떤 것인지를 가려내어 거기에 알맞는 치료를 해야 한다.

심(心)

① 심허(心虛) — 인삼(人蔘)·숙지황(熟地黃)·당귀(當歸)·산조인(酸棗仁)·원지(遠志).

② 심실(心實) — 황련(黃連)·치자(梔子)·목통(木通)·적복령(赤伏令).

③ 심열(心熱) — 생지황(生地黃)·황금·죽엽(竹葉)·맥문동(麥門冬)·단삼(丹蔘)·치자(梔子)·적복령(赤伏令).

폐(肺)

① 폐허(肺虛) — 인삼·황기·감초·산약(山藥)·백합(百合)·맥문동.

② 폐실(肺實) — 상백피(桑白皮)·백복령·지모(知母)·행인(杏仁).

③ 폐열(肺熱) — 황금·지모·맥문동·길경(桔梗)·천문동(天門冬).

④ 폐한(肺寒) ― 백출·반하(半夏)·인삼·백개자(白芥子).

비(脾)

① 비허(脾虛) ― 인삼·백출·감초·황기·대조(大棗).

② 비실(脾實) ― 작약·황금·대황(大黃)·지모·지실.

③ 비열(脾熱) ― 비실약과 같다.

④ 비습(脾濕) ― 백출·창출·진피(陳皮)·반하·후박(厚朴).

간(肝)

① 간허(肝虛) ― 당귀(當歸)·산조인·산수유·목과(木果).

② 간실(肝實) ― 시호(柴胡)·용담초(龍膽草)·청피(靑皮)·황련(黃連)·치자(梔子).

③ 간열(肝熱) ― 작약·황백(黃栢)·지모·생지황(生地黃)·맥문동·목단피(牧丹皮).

신(腎)

① 신허(腎虛) ― 인삼·숙지황·산약·구기자.

② 신중음허(腎中陰虛) ― 숙지황·산약·산수유·오미자·현삼(玄蔘)·생지황·우슬·작약.

③ 신중양허(腎中陽虛) ― 인삼·부자(附子)·건간(乾干)·육계(肉桂)·두충(杜沖).

④ 신실(腎實) ― 택사(澤瀉)·저령(猪令)·복령·차전자(車前子)·지골피(地骨皮)·황백(黃栢)·지모(知母).

⑤ 신열(腎熱) ― 신실약(腎實藥) 또는 보음약(補陰藥).

⑥ 신한(腎寒) ― 보양약(補陽藥).

위(胃)

① 위허(胃虛) ― 인삼·백출·황기.

② 위실(胃實) ― 지실(枳實) · 진피(陳皮) · 대황(大黃) · 석고(石膏) ·
맥아(麥芽) · 후박 · 봉출 · 삼릉.

③ 위열(胃熱) ― 작약 · 황금 · 황련 · 맥문동 · 죽엽(竹葉) · 석고.

④ 위한(胃寒) ― 인삼 · 백출 · 건간 · 반하 · 육계 · 오수유 · 육두인(肉豆仁).

⑤ 위중기체(胃中氣滯 – 가스) ― 목향(木香) · 진피 · 산사육(山査肉) ·
곽향 · 지각(枳殼) · 오약(烏藥).

소장(小腸)

① 소장열(小腸熱) ― 황백 · 황금 · 황련 · 연교(連翹) · 생지황(生地黃) ·
목단피 · 치자 · 목통(木通).

② 소장한(小腸寒) ― 백출 · 회향 · 건간 · 육두구.

③ 기체(氣滯 – 가스) ― 회향 · 육두구 · 정향(丁香) · 목향.

대장(大腸)

① 대장열(大腸熱) ― 황련 · 황금 · 석호 · 천문동.

② 대장조(大腸燥) ― 당귀 · 작약 · 우슬 · 생지황 · 도인 · 마인(麻仁) ·
육종용(肉蓯蓉).

③ 대장한(大腸寒) / 대장습(大腸濕) ― 건간 · 육두구 · 부자 · 후박 ·
백출 · 창출 · 반하.

④ 기체(氣滯 – 가스) ― 지각 · 진피 · 목향 · 빈랑(檳榔) · 후박 · 육두구.

담(膽)

① 담허(膽虛) ― 당귀 · 산조인 · 숙지황 · 인삼.

② 담실(膽實) ― 용담초(龍膽草) · 황련 · 시호(柴胡) · 치자.

③ 담열(膽熱) ― 황금 · 황련 · 작약 · 연교.

방광(膀胱)

① 방광열(膀胱熱) ― 택사(澤瀉) · 저령(猪令) · 복령 · 차전자 · 치자.

② 방광한(膀胱寒) / 소변불금(小便不禁) — 신한(腎寒)과 같다.
토사자(兎絲子)·익지인(益智仁)·파고지(破古紙)·가구자(家韭子).

[병 이름과 치료]

서양 의학에서는 병의 이름이 결정되어야 치료를 할 수 있다. 서양 의학에서 진단의 목적은 병의 이름을 결정하는 데 있고, 병명이 결정되면 치료 방법이 그 안에 있으니, 무슨 병은 어떻게 치료하면 된다는 것이 실험에 의해 정해져 있기 때문이다. 그러므로 병 이름을 판정하고 그 병 이름에 해당하는 처리를 하면 의사의 임무는 끝나는 것이다.

그러나 실제로는 병 이름을 결정하는 것이 반드시 치료에 불가결한 것이라고 볼 수 없다. 병 이름을 몰라도 잘 치료할 수 있고, 병 이름을 안다고 하더라도 치료 효과가 신통치 않은 때도 얼마든지 있다.

서양 의학에서는 치료하는 데 병명이 필요하지만 한의학에서는 병 이름을 몰라도 치료에 조금도 불편이 없건만, 요즈음에는 서양 의학의 영향을 받은 탓인지 일반 병자들이 모두 자기의 병 이름을 알고 싶어서 설명을 해 주기를 바라며, 그 요구에 따라 한의들도 대개 병 이름을 대게 된다.

그러나 그 병 이름이라는 것이 '풍(風)' 아니면 '화(火)' 요, '화' 아니면 '담(痰)' 이요, '담' 아니면 '습(濕)' 이요, 때로는 '풍담(風痰)', 때로는 '습담(濕痰)', 때로는 '담화(痰火)', 그렇지 않으면 '더위' 니 '냉(冷)' 이니, '체(滯)', '적(積)', '기부족(氣不足)', '혈허(血虛)' 니 하는 것들이다.

사회적으로 권위를 인정받지 못하는 한방의의 입에서 이런 말을 들을 때 현대인, 그 가운데서도 지식층에 속하는 사람들은 한의에 대해서 멸시하는 느낌이 들기 십상이다. 그러나 '풍'이니 '화'니 '냉'이니 '체'니 하는 것은 병 이름으로 결코 나쁜 것이 아니요, 병 이름이란 것 자체가 원래 대단히 막연한 것이다.

'뇌신경병'이라는 것이 '풍'이란 이름보다 더 나은 병 이름이라는 이유가 어디 있으며 '대사 기능 장애'라고 하는 이름이 '습'이라는 것보다 더 나을 것이 어디 있으며, '류머티즘'이나 '신경통'이 '담'보다 그럴듯한 병 이름이라는 까닭이 어디 있는가? 오히려 간단하다는 점에서 '담,' '풍', '습'이니 하는 이름이 더 편리하다고 할 수 있다.

병 이름은 질병을 서술하고 구분하기 위한 목적을 가진 개념에 불과한 것이고, 그것으로 곧 치료 방법을 결정할 수 없으니, 병명을 알지 못하면 치료를 하지 못하는 의학은 지금까지 병명이 판정되지 못한 허다한 질병을 치료하지 못할 것이고, 병명에 의해 치료 방법이 고정된 의학은 병자 한 사람 한 사람의 특질을 무시할 염려가 많다.

다시 말하면 현대 의학이 아무리 발달되었다고 하더라도 더 이상 발달할 여지가 없을 만큼 완벽한 것이라고는 할 수 없다. 그러므로 아직도 병 이름이 밝혀지지 않은 많은 질병이 얼마든지 있을 수 있고, 병명이 판명되지 않았다고 그 질병이 없어지거나 발생되지 않을 리가 만무하니, 알지 못하는 질병에 이미 알려진 병 이름을 붙이고, 그 알려진 병에 쓰던 치료 방법을 적용한다면 거기에는 큰 무리가 따를 것이다.

또 한 사람 한 사람이 체질이라는 것이 있어서 병 이름은 같아도 증세는 모두 다르니, 병 이름에 의지하여 치료를 일률적으로 할 수 없는 이유가 여기에 있다. 더욱이 한의학으로 보아 병 이름이 치료에 크게 상관없는 것은 다음 몇 가지 예로 알 수 있다. 그러므로 병 이름보다 증후를 관찰하여 치료 방법을 정하는 것이 효율적이다.

≫ 병 이름은 치료에 관계없다

(1) 같은 병 이름으로 불리더라도 증세에 따라 처방이 다르다.

불면증을 예로 들면, 다음에 적어 놓은 것은 전부 불면증 약이지만 저마다 쓰이는 곳이 다르다.

① 귀비탕(歸脾湯) — 허약(기허, 소화 불량 등)에서 오는 불면증.

② 보중익기탕(補中益氣湯) — 피로하고 감기를 겸했을 때 생기는 불면증.

③ 양심탕(養心湯) — 허약한 사람, 또는 병에서 회복된 지 얼마 되지 않아서 너무 생각을 많이 하여 심장이 피로하고 약간 감기 기운이 있을 때 생기는 불면증.

④ 평위산(平胃散) — 소화 불량, 식상(食傷)으로 인한 불면증.

⑤ 사마음(四磨飮) — 소화기에 발생한 가스 중독으로 인한 불면증.

⑥ 이중탕(理中湯) — 양이 허해서 추위를 많이 탐으로써 생기는 불면증.

⑦ 오령산(五笭散) — 소변에 이상이 있어서 생기는 불면증.

⑧ 시호탕(柴胡湯) — 감기 같은 바깥 기운의 변화에 의한 병으로 생기는 불면증.

이 밖에도 체질과 증세에 따라서 같은 불면증에 다른 여러 가지 약을 쓴다. 이것은 곧 병 이름을 가지고는 치료의 방법을 결정할 수 없다는 좋은 증거가 된다.

(2) 같은 처방으로 이름이 다른 여러 질병을 고칠 수 있다.

보중익기탕을 한 예로 들면, 폐병·소화 불량증·현기증·불면증·탈항·소변 불리·변비·두통·시력 부족·축농증·중풍·설사·학질·대하증에 모두 이 약을 쓰며, 그 밖에도 보중익기탕을 쓰는 병은 허다하다.

이로써 우리는 증후를 모르고 병 이름만으로 치료 방법을 결정하는 것이 얼마나 무모한 일인가를 잘 알 수 있다.

[풍·화·담·습의 새로운 해석]

한의사들이 걸핏하면 '풍'이니, '담'이니, '화'니, '습'이니 하는 바람에 대개 병자들(특히 여자들이 그러는 경우가 많다)이 자기가 먼저 병 이름을 지어 가지고 와서 "아마, 바람인가 봐요.", "모두 '화기(火氣)'예요.", "이것은 아마 '담'이 차서 그런 거겠죠?", "원래 '습'이 많아요."하고들 말하는 경우가 많다.

그렇게 병을 잘 안다면 왜 고치지 못하는가? 의사에게 찾아가는 것도 우습고, 또 의사들도 그렇게 잘 알면서 고치지 못하는 것도 우습다. 도무지 병자나 의사나 '풍'이 무엇인지 '습'이 무엇인지 분명히 알고나 있는지 의심스러울 지경이다. 모든 병을 '풍'이니 '담'이니 이름 붙여서 틀릴 리는 없지만, 그렇다고 해서 병을 안다고 할 수는 없다.

≫ 풍(風)

현상은 나타나지만 형태를 볼 수 없는 것을 일컬어 '풍'이라고 한다(有象無形日風). 바깥 바람으로서의 풍은 공기의 움직임을 이르는 말이고, 사람 몸의 풍은 신경 계통의 변화를 가리키는 말이다.

① 외감(外感) — 상풍(像風)이니 촉풍(觸風)이니 풍사(風邪)니 감기니 하는 병은 모두 상한(上寒)에 속한 것으로서 땀을 내서 풀면 낫는다.

② 내상(內傷) — 중풍(中風, 이것을 비풍[非風]·속풍[屬風]·유풍[類風]이라고도 부른다)·경풍(驚風)·간풍(癎風)·풍전(風癲) 등 중추 신경병도 있고, 풍비(風痺 – 신경통 류머티즘)·역절풍(歷節風 – 관절염 류머티즘)·대풍창(大風瘡 – 나병) 등 말초 신경병도 있다.

중풍은 이제까지 한의사들이 외상(外傷)이 아니라고 하면서도 쓰는 약을 보면 대개 '속명탕(續命湯)'을 처방한다. 속명탕은 마황(麻黃)을 중심으로 한 바깥으로 풀어 주는 약(解表劑)이니 내상(內傷)에는 부당한 약이다. 종래의 중풍약은 크게 잘못 된 것이니, 속명탕으로 중풍을 고친 사람은 아마 없을 것이다.

오늘날까지 중풍증이 불치의 병으로 되어 있는 것은 원래 뇌신경 계통의 병이 잘 안 낫는다는 데도 원인이 있지만, 효과 있는 약을 쓸 줄 몰랐다는 데도 원인이 있다. 신경 계통 병은 한 번 굳어지면 치유하기가 어렵지만, 처음 시작할 때는 그 원인을 제거하면 회복할 수 있는 것인데 약을 잘못 쓰고 이럭저럭하는 사이에 병이 굳어져서 시기를 잃어 버리는 일이 많다.

중풍증의 원인은 다시 외환(外患)과 내상(內傷)으로 나눌 수 있다. 유행성 뇌막염 등은 외상(外傷)이 원인이요, 뇌일혈 같은 것은 내상(內傷)이 원인이다. 외감(外感)에 기인한 중풍증은 속명탕 같은 것이 적당할 때도 있겠지만, 내상에 기인한 '비풍증(非風症 – 외상과 구분하기 위해서 쓴 말이다)'은 속명탕으로는 병세를 악화시킬지언정 완화시키지는 못할 것이다.

≫ 화(火)

화(火)라는 것도 그 내용이 대단히 광범위해서 간단히 설명할 수 없으므로 몇 가지 예를 들어 설명할 수밖에 없다.

① 군화(君火) — 이것은 심장의 활동력을 의미하는 것이니, 사람의 생리적 작용은 이것이 총괄한다.

② 상화(相火) — 사람의 생리적 활동을 조절하는 내분비 작용을 의미하는 것이니, 상화 작용 곧 내분비에 의해 군화 작용 곧 심장의 활동이 조절된다. 화(火)는 열의 근원이 되는데, 생리적 활동도 체온을 증진하므로 화라는 명

칭이 생긴 것이다.

이 상화와 군화는 모두 병 이름이 아니다.

③ 노화(怒火) ― 이것은 모두 흥분을 의미한다. 고도로 흥분된 상태에서는 자각적으로 열이 오르는 것을 느낄 수 있다.

④ 심화(心火)·간화(肝火) ― 심장이나 간장의 생리적 기능이 항진되어 있는 것으로서 이 때에도 감정적 흥분을 동반한다.

⑤ 허화(虛火) ― 허열(虛熱)과 같은 것으로서 자체의 생리적 작용을 감당하지 못하여 노력이 과중해서 발생하는 것이다.

⑥ 실화(實火)·사화(邪火) ― 실열(實熱)·사열(邪熱)과 같은 것으로서 외래적 요인이 있어서 그것을 제거하려는 노력으로 발생한 열을 의미한다.

⑦ 위화(胃火)·폐화(肺火) ― 염증, 또는 카타르를 '화'라고 하니 위 카타르는 위화, 폐렴은 폐화이다.

⑧ 삼초화(三焦火) ― 늑막염·폐·기관·심장 등의 염증·카타르, 또는 흥분성 질병을 상초화(上焦火)라고 부르고, 위·간·담·비·췌장·소장 등의 염증·카타르, 또는 흥분성 질병을 중초화(中焦火)라고 부르며, 신·방광·자궁·대장·소장·복막 등의 염증·카타르, 또는 흥분성 질병을 하초화(下焦火)라고 부른다.

늑막염·복막염·자궁염·신장염·방광염·위 카타르·대장 카타르 같은 것은 요즈음에도 흔한 병이며, 대개 난치 증세로 알려져 있다. 이것들은 모두 화(火)에 속하지만 '염(炎)'이니, '열'이니 '화'니 해서 일률적으로 찬약(寒藥), 해열약, 화를 사하는 약(瀉火藥)을 써서는 안된다. 화에도 실화(實火)와 허화(虛火)가 있기 때문이다.

질병이 있는 국소를 보면 늘 열이 있으나 대개는 생리적 기능의 쇠퇴로 인하여 어떤 부분에 혈액 순환의 장애가 생기고 대사 작용이 불충분하여 노폐물과 유독물이 침체할 때 염증·카타르 등이 생기는 것이므로, 원인 요법으로는 오히려 '화' 곧 열을 도와서 생리적 활동을 왕성하게 하여 혈액 순환을 활발하게 함으로써 질병이 있는 국소에 괴어 있는 노폐물을 신속히 운반하고 치유력을 증진해야 할 것이다.

만일 그렇지 않고 국소적 대증 요법(對症療法)을 써 가지고는 일시적으로는 경감될지라도 병세가 깊어지는 예가 많으니, 그것은 화(火)를 제거한답시고 생명력의 활동을 억제한 까닭이다.

노인의 신장염에 이뇨 사화제(利尿瀉火劑)를 분별없이 써서 종내 회복을 보지 못하는 것은 요즈음 한의사가 저지르는 통폐이다. 그러므로 '염(炎)'이라는 병 이름에 구애받지 말고 체질과 증세에 의하여 음을 보하는 약, 양을 보하는 약, 열약, 한약(寒藥), 기약(氣藥), 혈약(血藥)을 알맞게 쓸 일이다. 대개의 염증에는 혈액 순환과 배설 기능을 조장하고 조절하면 나으니까 체질의 음양 허실을 분간해서 약을 맞추면 된다.

>> 담(痰)

대사 산물이나 그 밖에 몸 밖으로 배설되어야 할 물질이 몸 안에 머물러서 질병 현상이 나타날 때 그 머물러 있는 물질을 '담'이라고 하고, 입으로 토해 내는 질병의 산물인 가래를 또 '담'이라고 부르기도 한다.

보통 사람이 생각하는 담은 눈에 보이는 가래를 의미하지만 한의학적으로 보면 마찬가지니, 앞의 것을 '담통(痰痛)'이라고 해서 뒤의 것과 구별할 때도 있고, 뒤의 것을 '가래'라고 해서 앞의 것과 구별할 때도 있다.

담은 병의 원인이나 병 그 자체가 아니고, 병의 결과이다. 요즈음에 한의사들이 담이 아니면 병 이름을 대지 못할 지경이 되어 '열 가지 병 가운데 아홉 가지는 담(十病九痰)'이니, '담은 온갖 병의 근원(痰爲百病之母)'이니 하여 걸핏하면 담이라고 해서 담을 다스리는 데 주력한다. 그러나 이것은 크게 본말이 전도된 것이다.

담으로 인하여 병이 생긴 것이 아니요 병으로 인하여 담이 생긴 것이므로 담을 제거하는 약을 자꾸 쓰면, 이미 생긴 담은 없어질지 몰라도 새로 생기는 담은 막을 수 없고, 약으로 말미암아 원기는 더욱 떨어지게 된다. 따라서 얼마 안되는 진짜 담(實痰)의 경우를 빼고는 담 다스리는 약(治痰之劑)은 병에 도리어 불리하며, 담은 그대로 두고 한열(寒熱)·표리(表裏)·허실(虛實)에 의하여 적당한 치료를 하면 담은 저절로 없어지는 것이다.

비뇨기 이상과 관련된 담, 호흡기에서 나오는 담은 대개 신(腎)에 관계된 것으로 본다. 노인 해수의 담은 신 가운데 양이 허한 것이요, 폐병에서 생기는 담은 신 가운데 음이 허한 까닭이다.

또 담통(痰痛)이 있을 때는 담이 경락(經絡)에 있다고 한다. 신경통·류머티즘·관절염 등은 모두 담통에 속하며 반신 불수는 경락의 풍담(風痰)으로 볼 수 있다.

≫ 習(濕)

대사 기능의 장애로 생기는 병을 모두 일컬어 '습'이라고 한다. 습증은 대개 심장·신장에 관계된 병인데, 특히 신장의 기능 장애로 인한 증세를 이름이다.

외부의 습기와 습증은 밀접한 관계를 가지고 있으니, 음습한 곳에 거처하면 습증이 잘 생긴다. 해마다 비가 많이 올 때 도시의 불 안 땐 방에서 생활하는 사람들이 흔히 각기에 많이 걸리는 것이 그 증거이다. 햇빛도 못 받고 썰렁한 상점의 뒷방에서 땀에 젖은 옷을 입고 지내면 습기로 인해 건강을 해치지 않을 수 없는데, 각기는 그 중에 두드러진 것이다. 습기는 물기를 의미하며 습증도 수분과 관련된 병이다.

　습증은 맨 먼저 대소변에 이상이 생긴다. 한습증(寒濕症)은 설사를 많이 하고, 습열증(濕熱症)에는 변비도 들어간다. 대개는 소변에 이상이 있다. 부종(浮腫)은 조직 중에 수분이 많이 쌓여 생기는 것으로서 습증의 대표적인 질병이다.

　습증을 다스리는 지름길은 대소변을 조정하는 데 있으나 대소변 조정이라는 것이 쉽지 않으니, 일정한 치료법이 있는 것이 아니고 체질과 증세의 음양 · 한열 · 허실 · 표리에 의해 알맞는 치료를 해야 한다.

　구체적으로 치료법을 제시하지 못해서 불만을 가진 사람들이 있을지 모르나 주치약을 말할 수 없는 것이 또한 한의학의 특징임을 이해해 주었으면 좋겠다.

　풍으로 볼 때는 모든 질병이 풍증이요, 담으로 볼 때는 모든 질병이 담증이다. 화(火)로 볼 때나 습(濕)으로 볼 때나 기(氣)로 볼 때나 혈(血)로 볼 때나 다 그렇다.

처 방

　처방이라는 것은 증후에 알맞도록 약맛을 조합하는 것이다. 이미 증후학을 충분히 이해하고 약성학을 정확히 배웠으면 처방은 그 가운데서 저절로 나오게 될 것이다. 한약의 처방은 군사 전략가의 작전이나 외교관의 교섭에서 기계적 활동보다는 적당한 임기 응변이 필요한 것처럼 증세에 대응하는 적절한 약의 사용이 필요하다. 그러므로 저마다 자기의 특유한 기술을 발휘하는 것이 좋다.

다만 한 가지 주의할 것은 그렇다고 해서 터무니없는 짓은 하지 말아야 한다는 것이다. 그것은 용서할 수 없는 불성실하고 무책임한 일이다. 국가의 이익과 운명에 관계된 외교나 군사적인 일에서는 물론이려니와 사람의 건강과 생명에 관계된 처방에서도 마찬가지다. 질병에 대한 투쟁은 나라를 지키는 일 못지 않게 중요한 일이다.

여러 증세의 치료약

한약은 성질상 주치약을 특별히 정할 수 없다는 것을 이미 여러 차례 이야기했지만 처음 배우는 사람들에게는 너무 막연한 느낌도 있을 것이요, 실제 처방에 우선 참고가 될까 싶어서 다음에 증세에 대한 알맞는 약을 대략 적으려고 한다.

여기에서 알맞는 약이라고 드는 것은 그 약이 비교적 그 증세에 필요한 약성을 강하게 지니고 있다는 것을 밝히기 위함이지 다른 약성이 전혀 없는 것은 아니므로 그 점을 잘 이해해야 한다.

그리고 그 증세에는 반드시 그 약이 들어야 한다는 것은 아니고, 근본적으로 병의 원인을 제거하면 증세에 따르는 약, 곧 표치약(標治藥)을 쓰지 않고도 얼마든지 병이 나을 수 있다는 것을 염두에 두어야 한다. 오히려 증세에 따르는 약을 쓰지 않고 치료하는 것이 더 현명한 방법이다.

(1) 열약(熱藥), 온약(溫藥) ─ 부자(附子)·육계(肉桂)·건간(乾干)·백출·

인삼.

(2) 한약(寒藥), 냉약(冷藥) — 대황(大黃) · 황련(黃連) · 황금 · 생지황 · 작약 · 우슬(牛膝) · 맥문동 · 천문동 · 황백(黃柏) · 지모(知母).

(3) 양을 보하는 약(補陽藥) — 인삼 · 부자 · 두충 · 구기자.

(4) 음을 보하는 약(補陰藥) — 숙지황(熟地黃) · 산약(山藥) · 더덕(沙蔘) · 우슬 · 맥문동.

(5) 기를 보하는 약(補氣藥) — 인삼 · 백출 · 황기.

(6) 피를 보하는 약(補血藥)

• 따뜻하게 보하는 것(溫補) — 숙지황 · 당귀 · 천궁(川芎) · 녹용.

• 시원하게 보하는 것(涼補) — 작약 · 우슬 · 생지황.

(7) 땀을 내어 흩는 약(汗散藥)

• 따뜻하게 해서 흩는 것(溫散) — 마황(麻黃) · 계지(桂枝) · 창출 · 생강 · 형개 · 방풍(防風) · 세신(細辛) · 백지 · 독활(羌活).

• 시원하게 해서 흩는 것(涼散) — 시호(柴胡) · 전호(前胡) · 승마(升麻) · 박하(薄荷).

(8) 먹어서 소독하는 약(托裏消毒藥) (外科內服藥)

• 온약(溫藥) — 백지 · 형개 · 방풍 · 진피 · 유향(乳香) · 몰약(沒藥) · 흡각(皂角) · 천궁.

• 평약(平藥) — 황기 · 천산갑(天山甲).

• 양약(涼藥) — 연교(連翹) · 서각(犀角) · 금은화(金銀花) · 작약 · 천화분(天花粉) · 시호 · 하고초(夏枯草) · 과루인(苽蔞仁).

(9) 지혈약(止血藥) (피 토하는 데, 각혈, 코피, 피똥, 피오줌, 하혈)

• 미온(微溫) — 부교(附膠) · 흑묵(黑墨).

• 양약(涼藥) — 죽여(竹茹), 천근(茜根), 모근(茅根), 측백(側栢) · 황기 ·

황련 · 지모 · 지유(地榆).

(10) 한열 왕래(寒熱往來) — 시호 · 황금.

(11) 가스를 배출하여 안을 편하게 하는 약(排氣叙 氣和中)

• 온약(溫藥) — 진피 · 목향 · 곽향(藿香) · 향부자(香附子) · 후박, 그 밖의
방향성 온약.

• 양약(凉藥) — 지각(枳角) · 청피(靑皮).

(12) 위쪽 열통(上部熱痛 – 목구멍이 부어오를 때) — 시호 · 길경(桔梗) · 황
금 · 박하. (이 약들은 위로 올라가는 서늘한 약[凉藥]인데 원인을 다스릴
때는 쓸 필요가 없다.)

(13) 아래쪽 냉통(下部冷痛 – 하복통 같은 것) — 오수유 · 후박 · 소회향(小
茴香) · 건간 · 육계 등의 아래로 내려가는 온약(溫藥).

(14) 기침(咳嗽)

• 온약(溫藥) — 백출 · 반하 · 백개자(白芥子) · 진피 · 봉밀(蜂密).

• 양약(陽藥) — 행인(杏仁) · 상백피(桑白皮) · 황금 · 길경 · 천문동 · 맥문
동 · 패모(貝母).

• 평약(平藥) — 오미자 · 백합 · 아교.

(15) 구토(嘔吐)

• 온약(溫藥 – 위가 찰 때) — 인삼 · 백출 · 건간 · 반하 · 호초(胡椒).

• 양약(凉藥 – 위에 열이 있을 때) — 작약 · 지실 · 황련 · 맥문동.

(16) 소화 불량

• 온약(溫藥) — 백출 · 반하 · 건간 · 사인(砂仁) · 육두구 · 후박 · 초과(草
果) · 진피 · 나복자(蘿葍子).

• 양약(凉藥) — 지실 · 작약 · 황금 · 황련.

• 평약(平藥) — 산사육(山査肉) · 맥아(麥芽) · 신곡(神曲).

(17) 변비

• 무르게 하는 약(潤燥) — 당귀 · 숙지황 (온약), 작약 · 우슬 · 황금 (양약),
육종용 · 마인 (평약).

• 체온을 돕는 약(助溫) — 인삼 · 반하 · 후박.

• 기운을 돋구는 약(益氣) — 인삼 · 황기 · 백출 · 감초.

• 가스를 배출하는 약(排氣) — 지각 · 지실 · 빈랑 · 진피 · 후박.

• 그 밖에 대황 · 망초(芒硝) · 사간(射干) · 감수(甘遂) (이상은 한약), 파두
(巴豆) · 피마자 · 완화(莞花) (이상은 열약) 같은 통리제(通利劑)가 있는데
이것은 될 수 있는 대로 안 쓰는 것이 좋다.

(18) 설사

• 체온을 돕는 약(助溫) — 인삼 · 건간 · 육계 · 반하 · 부자 · 백출 · 창출 ·
후박 · 오수유.

• 소변을 원활하게 하는 것(利尿) — 복령 · 저령 · 택사 · 차전자 · 목통 ·
치자.

• 기운을 돋구는 약(益氣) — 인삼 · 황기 · 백출 · 감초.

• 가스를 배출하는 약(排氣) — 육두구 · 초두구(草豆久) · 목향(木香) ·
후박 · 정향(丁香).

• 대변을 굳게 하는 약(固澁) — 산약 · 오매(烏梅) · 오미자 ·
앵속각(罌粟殼).

(19) 오줌이 잘 안 나올 때(小便不利) — 복령 · 저령 · 택사 · 목통 ·
차전자 · 치자.

(20) 오줌을 못 가릴 때(小便不禁遺尿) —익지인(益智仁) · 토사자(兎絲子) ·
오약(烏藥) · 가구자(家韭子).

(21) 몽정(遺精, 夢泄) · 대하(帶下) — 토사자 · 산약(山藥) · 금앵자(金櫻

子)·자인(茨仁)·아교·용골(龍骨)·모려(牡蠣).

(22) 어혈(瘀血) ─ 도인(桃仁)·홍화(紅花)·소목(蘇木)·삼릉·봉출.

(23) 탈항(脫肛)·탈음(脫陰) ─ 황기·승마·인삼.

(24) 땀이 많이 날 때(多汗) ─ 황기·인삼·산조인·백작약·
백자인(栢子仁).

(25) 심신 불안 (불면증, 건망증, 가슴이 두근거릴 때, 깜짝깜짝 놀랄 때) ─
백복신(白伏神)·산조인·원지(遠志)·백자인.

[기존하는 논의들의 허실]

한약(寒藥)으로 열증(熱症)을 치료하고, 열약(熱藥)으로 한증(寒症)을 치료하는 것을 '바로 다스린다(正治)'고 하고 한약으로 한증을 치료하고, 열약으로 열증을 치료하는 것은 '거꾸로 다스린다(反治)'고 한다. 바로 다스리는 것은 병에 거슬리는 것이고, 거꾸로 다스리는 것은 병에 좇아서 다스리는 것이다.

열병에 찬 약을 써야 할텐데 찬 약이 안 받을 때는 찬 약에 더운 약을 덧붙이거나 찬 약을 뜨겁게 해서 쓰는 것을 '반좌법(反佐法)'이라고 한다. 찬 병에 더운 약이 받지 않을 때도 이런 방법을 쓴다. 그러나 반좌법에서 한 가지 조심해야 할 것은 똑바로 알지 못하는 한의사들이 처방을 대중없이 해 놓고 그 구실을 반좌법에 돌리는 일이다.

또 사람 몸에 양(陽)은 늘 남아돌지만 음(陰)은 항상 부족하다는 사람과 음은 늘 남아돌지만 양은 항상 부족하다고 주장하는 사람이 있는데, 이 논쟁을 뒷받침하는 이론이 비현대적이기 때문에 여기서 소개할 필요를 느끼지 않는다.

다만 이 두 가지 상반된 이론이 나온 근거를 추측한다면, 음부족설(陰不足說)은 사람이 질병에 걸리면 언제나 열이 나고, 열은 양의 작용이므로 증세에 임할 때마다 늘 음이 부족하고 양이 남는다는 것을 느낀 데서 기인하는 것 같다.

한편 양부족설(陽不足說)은 양은 생기(生氣)요 음은 사기(死氣)인데, 사람의 생명은 늘 양이 없어지고 음이 완전히 지배할 때 끊어지는 것이므로 질병은 양이 항상 부족한 데서 생긴다고 느낀 듯하다.

그러나 이 두 가지 다 편견이다. 실제로 처방을 할 때는 사람마다 또 그때 그때마다 체질을 규명해서 양이 부족한 것, 음이 부족한 것을 구별해야한다.

그리고 어린아이에게는 보신약(補腎藥)을 쓸 필요가 없다고 주장하는 사람이 있는데, 실제로는 어린아이에게도 보신약이 얼마든지 필요하다. 육미지황탕(六味地黃湯)은 신(腎) 가운데 있는 음(陰)을 돕는 보신약으로서 어린아이에게 가장 필요한 약이다. 이것을 써서 폐병을 예방할 수 있으니, 일반적으로 어린아이에게 육미탕을 많이 먹이는 이유가 여기에 있다. 그리고 어린애의 녹변(綠便)에는 위관전(胃關煎)이 제일 잘 듣는데, 위관전은 신 가운데 양을 돕는 보신약이다.

그 밖에 여름철에는 따뜻하거나 더운 약(溫熱藥)을 써서는 안된다는 설도있는데, 실제로는 여름철에도 얼마든지 온열약이 필요하다. 또 이질은 다 습열(濕熱)에서 생긴다고 해서 치료를 하려면 황련(黃連)이나 황백(黃栢) 같은 것을 주로 한, 쓰고 찬 약(苦寒之劑)을 써야 한다는 주장이 있는데, 이질이 전부 열로 된 것이라고는 할 수 없으므로 이처럼 한 가지 처방만을 고집하는 것도 잘못이다.

[유명한 옛 처방의 처방학적 분석]

≫ 사물탕

사물탕(四物湯)은 보혈약(補血藥)으로서 부인약으로 대표적인 것이다. 이제 그 처방 내용을 살펴보자.

첫째로, 숙지황은 기미(氣味)가 순정(純正)하여 자극성이 없이 따뜻한 약성을 지니고 있어서 순조롭게 체온을 증진하고, 단맛은 비(脾)와 영양을 도우며, 가벼운 쓴맛은 심장의 피로를 회복시키며, 가벼운 신맛은 간장을 보하고, 검은색 성분은 신(腎)을 보한다.

둘째로, 당귀는 보혈약으로서 혈액 순환을 매끄럽게 하고 대변을 부드럽게 하며, 방향(芳香)이 있는 약성에 의해 살균력을 가졌고 호흡을 돕는다.

셋째로, 천궁은 혈액 순환을 활발하게 하고, 땀을 잘 나게 함으로써 전신을 경쾌하게 하고, 살균력이 상당히 강한 것으로 추정된다.

넷째로, 백작약은 서늘한 약성을 지닌 보혈약이 되어서 체온을 높이지 않고 피를 도우며 신맛에 의해 간장의 피로를 치유하고, 심장의 지나친 활동을 억제하고, 천궁의 유동성을 조절하여 생리적 조절을 지속적으로 보호하며, 수렴 작용에 의해 지나친 발한(發汗)을 방지하고, 소화기의 울혈을 청소하여 식욕을 증진시키고, 피를 맑히고 해열을 한다.

이 네 가지 약을 배합한 것이 사물탕이므로 사람에게 좋은 것은 말할 나위가 없다. 특히 부인은 달마다 많은 피를 잃게 되니 그것을 보충하고, 또 아이를 가졌을 경우에 태아를 양육하는 데 많은 피의 활동이 요구되는 것이니 사물탕이 영험스러운 약이 된다는 것은 자명한 이치이다. 그 배합의 비율은 보통 1대 1로 하지만 체질에 따라 덜고 더하는 것을 자유롭게 할 수 있다.

>> 사군자탕

사군자탕(四君子湯)은 기를 보하는 약(補氣藥)으로서 대표적인 약이다.

첫째로, 인삼은 근본적으로 원양(元陽)과 원기를 도와서 생리적 기능을 왕성하게 한다.

둘째로, 백출은 소화력을 증진하고 폐의 작용을 튼튼하게 하여 원기를 왕성하게 한다.

셋째로, 감초는 영양을 증진하고, 모든 장기의 작용을 부드럽게 해서 무리가 없도록 하며, 체내의 모든 유독성·극열성 물질의 작용을 중화시키고 완화하는 작용을 한다.

넷째로, 기를 보하고 양을 보하는 약은 대개 열을 돕고, 굳히고, 위로 올라가는 약성을 가졌는데, 백복령(白伏令)을 써서 인삼·백출·감초 등에 의한 작용의 폐해를 덜어 준다. 백복령은 내려가는 약성과 스며들어 묽게 하는 약성을 지니고 있으므로 소변을 이롭게 하고 부당한 열을 제거하는 작용을 한다.

이 네 가지 약의 조화에 의해 무리가 없이 기가 허한 사람을 잘 보할 수 있다.

>> 팔물탕

팔물탕(八物湯)은 사물탕과 사군자탕을 합한 것을 가리키는 것으로서 팔진탕(八珍湯)이라고도 한다. 기와 혈을 고루 보하는 약이다.

>> 십전대보탕

팔물탕에 황기·육계(肉桂)를 가미한 것으로서 기혈(氣血)을 보하되 양이 허하거나 기가 허한 정도가 강한 사람에게 좋은 약이다. 황기는 기를 보하고, 육계는 열을 돕는다.

≫ 육미지황탕

육미지황탕(六味地黃湯)은 음과 신(腎)을 보하고 수분을 돕는 약으로서 가장 우수한 것이다. 신 가운데 음이 허해서 물(水)이 이지러지고 불(火)이 성한 데에 효력이 있는 약이다. 육미탕의 장점은 음을 보하면서도 양기를 해치지 않는다는 데 있다.

첫째로, 순정한 보음(補陰)·보혈(補血)·보신(補腎) 약인 숙지황은 수분 (음)을 도우면서 따뜻한 약성을 지니고 있다. (4전[錢])

둘째로, 산약(山藥)은 맛은 담백한 단맛이고 기는 평(平)해서 가장 알맞게 영양을 돕고 신수(腎水)를 돕는다. (2전[錢])

셋째로, 산수유는 지황(地黃)·산약과 함께 신수(腎水)를 기르되 역시 기는 평(平)하고, 신맛에 의해 간경(肝經)의 음을 돕고 수렴 작용을 한다. (2전 [錢])

넷째로, 목단피(牧丹皮)는 가볍게 서늘한 약성을 가져서 열을 내리게 하며 피를 맑히는 작용을 한다. (1전 반[一錢半])

다섯째로, 백복령은 기는 평하고 맛은 담백하여 신(腎)을 돕고, 수분을 순조롭게 배설하게 하여 높아지는 체온을 낮춘다. (1전 반[一錢半])

여섯째로, 택사(澤瀉)는 약간 서늘하고 맛은 담백하고 단맛인데 소변을 이롭게 하고 습기를 제거하는 작용을 한다. (1전 반[一錢半])

숙지황 8, 산약 4, 산수유 4, 백복령 3, 목단피 3, 택사 3 — 이렇게 해서 약간 따뜻한 것(微溫)이 8이요, 평(平)이 11이요, 약간 서늘한 것(微凉)이 6이니, 모두 합해서 기를 평온하게 하는 것이다. 그러나 전체의 성질이 수분과 음을 돕기 때문에 양이 허한 체질을 가진 사람에게는 찬 약(寒藥)이라는 느낌을 준다.

한편으로 수분을 늘리면서 그 수분으로 하여금 몸 안에 머물게 하지 않고, 다른 한편으로 배수 작용을 민활하게 한다는 점에서 처방한 사람의 슬기를 알 수 있다.

열이 높은 어린애나 청년 시절에 체질이 음하고 허한 경향이 있는 사람에게 좋은 처방이 될 것이다.

≫ 보중익기탕

보중익기탕(補中益氣湯)의 특성은 외감(外感)과 내상(內傷)에 다같이 효력이 있다는 점이다. 소화 불량에도 좋고, 감기·학질에도 좋고, 폐병에도 좋고, 대하증과 설사에도 좋으며, 탈항과 탈음에도 가장 좋다.

황기(黃芪) : 1전 ~ 1전 반

인삼(人蔘) : 1전 ~ 1전 반

백출(白朮) : 1전 ~ 1전 반

감초(甘草) : 1전 ~ 1전 반

당귀(當歸) : 5푼(分) ~ 1전

진피(陳皮) : 5푼

시호(柴胡) : 3푼

승마(升麻) : 3푼

황기·인삼·백출은 원기를 돕고, 인삼·당귀는 피를 보하고, 인삼·감초는 영양을 돕고, 인삼·백출·진피는 소화를 돕고, 인삼·황기는 식은땀을 막으며, 시호·승마는 외감을 흩어서 풀고, 진피는 소화기에서 발생하는 해로운 가스를 배출해서 흩고, 당귀·진피는 대변을 부드럽게 하고, 승마는 위경(胃經)을 맑게 하고, 시호는 간경(肝經)을 맑게 한다.

[처방의 실제]

앞으로 소개하는 것은 실제로 처방하는 데 도움이 될까 하여 몇 가지 처방의 예를 들어 본 것에 지나지 않는다.

≫ 폐 병

〈보기 1〉

① 얼굴빛은 붉은 빛을 띠고 흥분된 얼굴임.

② 맥은 크고 잦음(洪數).

③ 감정은 쉽게 화를 내고 조급함.

④ 호흡은 들숨이 적고 날숨이 많음.

⑤ 소화는 잘되거나 안이 그득하거나 식욕이 없거나 혀에 태(苔)가 낌.

⑥ 목말라 하고 냉수를 좋아함.

⑦ 가슴이 위로 치받치는 것처럼 팽만하고 열이 타오름.

⑧ 변비가 있고 오줌이 벌겋게 됨.

⑨ 오후에 열이 나고 밤이 되면 가라앉음.

⑩ 때때로 기침을 함.

이런 증세를 가진 사람은 음이 허한 정도가 상당히 높은 것이므로 음을 보하고 불을 가라앉혀서 다스리는데, 가미지황탕(加味地黃湯)을 쓰는 것이 좋다.

• 가미지황탕

숙지황 5전, 백작약 2전, 맥문동 2전, 산약 2전, 산수유 1전, 백복령 1전, 택사 1전, 목단피 1전, 길경 5푼, 오미자 5푼.

〈 보기 2 〉

① 안색이 창백함.

② 맥은 허하고 잦음(虛數).

③ 소화가 잘 안됨.

④ 따뜻한 것을 좋아하고, 찬 것을 싫어함.

⑤ 미열이 있음.

⑥ 기침을 함.

　이런 증세가 있는 사람은 가감보폐탕(加減補肺湯)을 써서 평온하게 보하고 폐를 부드럽게 해야 한다.

• 가감보폐탕

　숙지황 2전, 산약 2전, 구기자 2전, 맥문동 1전, 진피 1전, 아교 1전, 목단피 7푼, 길경 7푼, 인삼 5푼, 당귀 5푼, 오미자 5푼, 감초 5푼.

≫ 신경 쇠약

〈 보기 1 〉

① 정액이 스며 나오거나 꿈에 몽정을 하거나, 조루증이 있거나, 성기가 위축되는 등 성적으로 쇠약함.

② 늘 권태를 느끼고 지구력이 없음.

③ 그 밖의 여러 가지 허약 증세가 있음.

　이 때는 비원전(秘元煎)을 쓰는 것이 좋다.

• 비원전

　산약 2전, 자인 2전, 산조인 2전, 금영자 2전, 백출 1전 반, 백복령 1전 반, 인삼 1전, 황기 1전, 감초 1전, 원지 8푼.

〈 보기 2 〉

① 심장이 약해서 조금만 몸을 움직이면 대단히 피로하고 허열(虛熱)이 남.

② 신경이 과민하여 조그마한 일에도 잘 놀람.

③ 때때로 겁이 날 때처럼 가슴이 후둑후둑함.

④ 불면증이 있고, 늘 두려움을 느껴서 까닭없이 무섬증을 느낌 (잠을 못 이루고 있을 때 도깨비가 나오는 것 같고 죽은 사람들의 얼굴이 눈 앞에 나타나는 등).

　이 때는 양심탕(養心湯)을 쓰는 것이 좋다.

• 양심탕

　당귀 2전, 숙지황 2전, 백복신 2전, 인삼 1전 반, 맥문동 1전 반, 산조인 1전, 백자인 1전, 오미자 5푼, 감초 5푼.

〈 보기 3 〉

① 소화 불량이 심하고 식욕이 없음.

② 식은땀이 잘 흐름.

③ 이 생각 저 생각이 많아서 공상과 번민을 하지 않으려고 해도 않을 수가 없음.

④ 불면증이 있음.

⑤ 머리가 늘 맑지 못하고 현기증·두통 같은 것이 있음.

　이 때는 가미귀비탕(加味歸脾湯)을 쓰는 것이 좋다.

• 가미귀비탕

　인삼 2전, 황기 2전, 백출 2전, 산조인 1전, 당귀 1전, 진피 1전, 백복신 1전, 원지 5푼, 감초 5푼.

≫ 소화 불량증

〈 보기 1 〉

① 양이 허함.

② 따뜻하거나 뜨거운 음식을 좋아함.

　이 때는 온위음(溫胃飮)을 쓰는 것이 좋다.

- **온위음**

　백출 2전, 인삼 2전, 진피 1전, 건간 1전, 감초 1전.

〈 보기 2 〉

① 시원하거나 찬 음식을 좋아하고, 그런 음식을 먹은 뒤에 편함.

② 목말라 하고 냉수를 좋아함.

③ 변비가 있음.

④ 위장 경락에 감각 이상이 생기고 특히 옆 이마 끝(두유혈)에 통각을 느끼는데, 밥을 먹은 뒤 두세 시간 사이에 가장 심함.

　이 때는 청위음(靑胃飮)을 쓰는 것이 좋다.

- **청위음**

　백작약 2전, 지실 2전, 진피 1전, 맥아 1전, 산사육 1전.

〈 보기 3 〉

① 위장에 가스가 발생하여 항상 배가 꽉 차고 때로는 복통도 있고, 팔다리의 뼈마디가 쑤심.

② 늘 곤함.

③ 늘 꺼얼껄하고 뱃속이 불편함.

④ 식욕은 없지 않아서 먹을 때는 아무렇지 않다가 먹고 난 뒤 얼마 지나면

점차로 뱃속이 그득하여 거북함.

이 때는 서기음(叙氣飮)을 쓰는 것이 좋다. (또는 온위음)

- **서기음**

진피 1전 반, 지각 1전 반, 산사육 1전 반, 후박 7푼, 오약 7푼, 목향 7푼.